Vera Stock

Bewertung des Langzeiterfolgs von implantatgetragenem Zahnersatz

Vera Stock

Bewertung des Langzeiterfolgs von implantatgetragenem Zahnersatz

in Kombination mit autogenem Knochentransfer
anhand unterschiedlicher statistischer Verfahren

Südwestdeutscher Verlag für
Hochschulschriften

Imprint
Any brand names and product names mentioned in this book are subject to trademark, brand or patent protection and are trademarks or registered trademarks of their respective holders. The use of brand names, product names, common names, trade names, product descriptions etc. even without a particular marking in this work is in no way to be construed to mean that such names may be regarded as unrestricted in respect of trademark and brand protection legislation and could thus be used by anyone.

Publisher:
Südwestdeutscher Verlag für Hochschulschriften
is a trademark of
Dodo Books Indian Ocean Ltd., member of the OmniScriptum S.R.L Publishing group
str. A.Russo 15, of. 61, Chisinau-2068, Republic of Moldova Europe
Printed at: see last page
ISBN: 978-3-8381-2588-6

Zugl. / Approved by: Göttingen, Medizinischen Fakultät der Georg-August-Universität zu Göttingen, Diss., 2010

Copyright © Vera Stock
Copyright © 2011 Dodo Books Indian Ocean Ltd., member of the OmniScriptum S.R.L Publishing group

INHALTSVERZEICHNIS

1 EINLEITUNG	3
1.1 Implantate bei unzureichendem Knochenangebot	3
1.2 Augmentationstechniken	3
1.2.1 Auflagerungsosteoplastik	4
1.2.2 Sinuslift	5
1.2.3 Umfangreiche Kieferrekonstruktionen	5
1.3 Klinische Erfolgskriterien in der Implantologie	5
1.4 Statistische Verfahren zur Bewertung des Implantaterfolges	7
1.4.1 Die Input-Output-Statistik	9
1.4.2 Die Verweildaueranalyse nach Kaplan und Meier	9
1.4.3 Die Cox-Regressionsanalyse	10
1.4.4 Die Cox-Regressionsanalyse: Berechnungen mit dem Frailty-Modell	10
2 FRAGESTELLUNG	12
3 PATIENTEN UND METHODIK	12
3.1 Methodik der klinischen Untersuchung	12
3.1.1 Patientenkollektiv	12
3.1.2 Klinische Untersuchung	15
3.1.3 Methodik der röntgenologischen Untersuchung	16
3.2 Statistische Analyse	18
4 ERGEBNISSE	21
4.1 Ergebnisse der Implantatparameter	21
4.1.1 Deskriptive Ergebnisse der Implantatparameter	21
4.1.2 Verweildaueranalyse der Implantatparameter	23
4.1.3 Cox-Regressionsanalyse der Implantatparameter	26
4.1.4 Cox-Regressionsanalyse (Frailty-Modell) der Implantatparameter	27
4.2 Ergebnisse der Patientenparameter	28
4.2.1 Deskriptive Ergebnisse der Patientenparameter	28

4.2.2	Verweildaueranalyse der Patientenparameter	30
4.2.3	Cox-Regressionsanalyse der Patientenparameter	33
4.2.4	Cox-Regressionsanalyse (Frailty-Modell) der Patientenparameter	33

4.3 Ergebnisse der Augmentationsparameter — 34

4.3.1	Deskriptive Ergebnisse der Augmentationsparameter	34
4.3.2	Verweildaueranalyse der Augmentationsparameter	36
4.3.3	Cox-Regressionsanalyse der Augmentationsparameter	40
4.3.4	Cox-Regressionsanalyse (Frailty-Modell) der Augmentationsparameter	41

4.4 Ergebnisse der Risikoparameter — 42

4.4.1	Deskriptive Ergebnisse der Risikoparameter	42
4.4.2	Verweildaueranalyse der Risikoparameter	42
4.4.3	Cox-Regressionsanalyse der Risikoparameter	44
4.4.4	Cox-Regressionsanalyse (Frailty-Modell) der Risikoparameter	44

4.5 Vergleich der statistischen Methoden — 45

4.5.1	Vergleich der Input-Output-Statistik und der Kaplan-Meier-Verweildaueranalyse	45
4.5.2	Vergleich der statistischen Methoden für die Cox-Regressionsanalyse	45

4.6 Ergebnisse der klinischen Parameter — 49

4.6.1	Deskriptive Ergebnisse der klinischen Parameter	49
4.6.2	Einfaktorielle ANOVA der klinischen Parameter	51

5 DISKUSSION — 52

5.1 Implantologische Erfolgsbeurteilung anhand klinischer und unterschiedlicher statistischer Methoden — 52

5.2 Methodenkritik — 60

6 ZUSAMMENFASSUNG — 61

7 LITERATURVERZEICHNIS — 63

1 EINLEITUNG

1.1 Implantate bei unzureichendem Knochenangebot

Implantate zum Zahnersatz gelten bei suffizienten ortsständigen Knochen- und Weichgewebsverhältnissen, adäquater Indikationsstellung, sorgfältiger operativer Technik und prothetischer Versorgung als ein Behandlungskonzept mit vorhersagbarer Erfolgssicherheit [ADELL et al. 1981, NAERT et al. 1992]. Ist der verfügbare Knochen an einem Insertionsort nicht vorhanden, sind präimplantologische Maßnahmen zur Augmentation des Knochenangebotes indiziert. Eine progressive Kieferatrophie nach langjährigem Zahnverlust, traumatische Ereignisse, angeborene Knochendefekte oder ausgedehnte Kieferresektionen können einen an Knochenqualität und Knochenquantität unzureichenden Implantatlagerknochen bedingen. In Abhängigkeit vom Implantatsystem können Implantate im extrem atrophierten Unterkiefer bis zu einem vertikalen Restknochenangebot von 6-10 mm und einer Knochenbreite von ca. 4-6 mm inseriert werden [NEUKAM und BUSER 1996, NEUKAM et al. 1988]. Der Oberkieferknochen gilt aufgrund seines begrenzteren Knochenangebotes und seiner Morphologie im Vergleich zum Unterkieferknochen als prognostisch schlechterer Lagerknochen [EKERT et al. 1999, GRUBER et al. 1993, LEKHOLM und ZARB 1985].

1.2 Augmentationstechniken

In den vergangenen Jahrzehnten wurden Behandlungskonzepte mit enossalen Implantaten auch bei einem ungünstigen Knochenangebot des Kiefers etabliert, in dem die Implantate in Kombination mit osteoplastischen Rekonstruktionsverfahren inseriert wurden [NEUKAM und BUSER 1996, NEUKAM et al. 1993, NEUKAM und ESSER 2000]. Die Transplantation von autogenem Knochengewebe dient der Wiederherstellung der Kieferkontinuität und des Alveolarfortsatzes und findet mittlerweile vielfach Verwendung [HAUSAMEN und NEUKAM 1992]. Autogener Knochen gilt aufgrund seiner osseoinduktiven und osseokonduktiven Eigenschaften als Goldstandard der Knochenrekonstruktion [HANCOX 1947, HAUSAMEN und NEUKAM 1992, MITTELMEIER et al. 1987, SIMION und FONTANA 2004]. Die autogenen Knochentransplantate werden entweder frei avaskulär verpflanzt oder frei mikrovaskulär an Gefäße der Empfängerregion anastomosiert.

Bei der Einheilung eines freien avaskulären Knochentransplantates bewirken die überlebenden Osteoblasten im Transplantat eine Osteogenese. Gleichzeitig dient die transplantierte extrazelluläre Knochenmatrix als Leitschiene zur Revaskularisierung und Osteoinduktion [ALBREKTSSON 1979]. Letztendlich wird der transplantierte Knochen „schleichend" ersetzt [HANCOX 1947, MERTEN et al. 2003, ZERBO et al. 2003]. Nach alleiniger Augmentation ohne zeitgerechte implantologische Versorgung des Kiefers mit avaskulären autogenen Knochentransplantaten ist bereits nach 2-3 Jahren mit einer nahezu vollständigen Resorption des Augmentats zu rechnen [DAVIS et al. 1999]. Demgegenüber blieben Augmentationsverfahren in Kombination mit enossalen Implantaten weitgehend volumenstabil. Eine adäquate kaufunktionelle Belastung der Implantate wird als ein funktioneller Stimulus für das Knochentransplantat aufgefasst, so dass keine bzw. nur geringe Resorptionsraten beobachtet werden [KELLER 1995, NEUKAM und ESSER 2000, NEUKAM et al. 1993].

Bei freien mikrovaskulär anastomosierten Knochentransplantaten bleibt das Knochengewebe vital und heilt ähnlich der Frakturheilung ein, ein „schleichender Ersatz" findet nicht statt [NEUKAM et al. 1990]. Der transplantierte Knochen ist daher von der metabolischen Leistungsfähigkeit der Empfängerregion weitgehend unabhängig.

Die Insertion der enossalen Implantate kann entweder zeitgleich mit der Augmentation als Simultaninsertion erfolgen oder sekundär, meist drei Monate nach der Knochenverpflanzung. Nach den Konzepten von BRANEMARK [1990] soll eine prothetische Versorgung im Oberkiefer nicht vor einer geschlossenen Einheilzeit von ca. 6 Monaten und im Unterkiefer von ca. 3 Monaten nach dem Einsetzten der Implantate erfolgen.

1.2.1 Auflagerungsosteoplastik

Bei der Auflagerungsosteoplastik wird ein Knochentransplantat entsprechend der Größe des Defektes als kortiko-spongiöser Block auf dem ortsständigen Knochen osteosynthetisch fixiert. Ebenso besteht die Möglichkeit, den transplantierten Knochen simultan mit den Implantaten zu fixieren.

Als Spenderregion für freie Knochentransplantate kommt für die unkomplizierte Auflagerungsosteoplastik oder Einlagerungsosteoplastik meist der Beckenknochen zum Einsatz. Bei kleineren Knochentransplantaten kann auf die lokalen Knochenangebote aus dem Unterkiefer bzw. Oberkiefer zurückgegriffen werden. Als Spenderareal stehen alle Unterkieferabschnitte zur Verfügung. Häufig werden die Retromolarregion und die Symphyse verwendet [KHOURY 1999, MAURER 2004, MISCH et al. 1992].

1.2.2 Sinuslift

Beim offenen Sinuslift wird mit Hilfe eines kleinen Knochenfensters in der fazialen Kieferhöhlenwand die Kieferhöhlenbodenschleimhaut vorsichtig angehoben und das Knochentransplantat auf den Boden der Kieferhöhle eingelagert und osteosynthetisch fixiert. Die Kieferhöhlenschleimhaut und der Knochendeckel werden anschließend repositioniert. Die Augmentationstechniken der Auflagerungsosteoplastik und des Sinusliftes können im Oberkiefer auch kombiniert eingesetzt werden.

1.2.3 Umfangreiche Kieferrekonstruktionen

Bei ausgedehnteren Knochendefekten oder funktionell geschädigten Geweben (z.B. nach Tumorresektionen oder nach Strahlentherapie) finden meist die Verfahren der mikrovaskulär anastomosierten Knochentransplantate Anwendung. Als Spenderregionen zum mikrovaskulären Knochenersatz haben sich bevorzugt Transplantate vom Beckenkamm, der Fibula und der Skapula bewährt. Das freie mikrovaskulär anastomosierte Fibulatransplantat ist derzeit das am häufigsten eingesetzte Transplantat in der rekonstruktiven Mund-, Kiefer- und Gesichtschirurgie [CORDEIRO et al. 1999].

Die verschiedenen operativen Augmentationstechniken, die Vielzahl an autogenen Entnahmeregionen und die unterschiedlichen Konzepte der Implantatversorgung führen zu einem breiten Spektrum an Möglichkeiten zur kaufunktionellen Wiederherstellung von Patienten mit kombiniertem Zahn- und Knochenverlust.

1.3 Klinische Erfolgskriterien in der Implantologie

Für die Definition des klinischen Erfolges eines dentalen Implantates existiert derzeit kein allgemeingültiger Konsens. In den vergangenen Jahren wurden verschiedene Kriterien aufgestellt, die den Implantaterfolg unter Berücksichtigung klinischer und röntgenologischer Kontrollparameter bewerten. In einer Stellungnahme der Deutschen Gesellschaft für Zahn-, Mund- und Kieferheilkunde heißt es [SCHLIEPHAKE und NEUKAM 2000, S. 587]: *„Ein erfolgreiches Implantat muss sich klinisch fest, entzündungs- und schmerzfrei ohne periimplantäre Osteolyse in situ befinden. Dabei sollte die Abnahme der periimplantären Knochenhöhe 0,2 mm nach dem zweiten Jahr postimplantationem nicht überschreiten. Die primäre oder nachträgliche Stilllegung eines Implantates muss ebenfalls als Misserfolg gewertet werden, da dieses Implantat funktionell wertlos ist."*

Andere Autoren ziehen zur Erfolgsbeurteilung unterschiedliche klinische und röntgenologische Kriterien heran.

Klinische Erfolgskriterien von internationaler Bedeutung sind:

I. die Kriterien nach ALBREKTSSON et al. [1986]:
- Nach 5 Jahren Belastung sollte die Überlebensrate der Implantate mindestens 85%, nach 10 Jahren mindestens 80% betragen.
- Das Implantat befindet sich in situ.
- Das individuell unverblockte Implantat ist klinisch fest.
- Das Röntgenbild zeigt keine durchgehende periimplantäre Transluzenz.
- Der vertikale Knochenabbau ist kleiner als 0,2 mm/Jahr nach dem 1. Jahr der Liegedauer (Anmerkung der Autoren: nicht bei allen Implantaten sind jährliche Verlaufsdaten verfügbar).
- Es bestehen keine bleibenden und/oder irreversiblen Symptome wie Schmerz, Infektion, Neuropathie, Parästhesie oder Verletzung des Mandibularkanals.

II. die Kriterien nach JAHN und D´HOEDT [1992]:
- Das Implantat befindet sich in situ.
- Es bestehen keine persistierenden Beschwerden wie Schmerz, Fremdkörpergefühl und/oder Dysästhesie.
- Es besteht keine periimplantäre Infektion mit putrider Sekretion.
- Es ist keine Mobilität des Implantats nachweisbar.
- Es findet sich keine persistierende periimplantäre Radiotransluzenz.

III. die Kriterien nach BUSER et al. [1990]:
- Das Implantat befindet sich in situ.
- Die Sulkustiefe mesial, distal, bukkal und oral darf jeweils nicht mehr als 4 mm bei zwei aufeinander folgenden Kontrollen betragen.
- Die klinische Beweglichkeit darf den Lockerungsgrad I nicht übersteigen.
- Das Implantat darf keinen zweiseitig durchgehenden Spalt mit einer Breite größer als 0,5 mm im Röntgenbild aufweisen.
- Der anguläre Knochendefekt (Mittelwert der mesial und distal gemessenen Knochentaschen am Röntgenbild) darf nicht mehr als 3/10 des konstruktiv enossalen Implantatabschnitts betragen.
- Die subjektive Bewertung des Implantats nach dem deutschen Schulnotensystem durch den Patienten darf nicht schlechter als 3 sein.

IV. die Kriterien der National Institute of Health - Konferenz [SCHNITMANN und SCHULMAN 1978, SNAUWAERT et al. 2000]:
- Das Implantat befindet sich in situ.
- Die Mobilität beträgt weniger als 1 mm in jede Richtung.
- Eine röntgenologische periimplantäre Transluzenz ist nicht größer als 1/3 der vertikalen Implantatlänge.
- Eine eventuell vorhandene Gingivitis ist der Therapie zugänglich. Es bestehen
  a) keine Symptome für Infektion,
  b) keine Verletzung benachbarter Zähne,
  c) keine Parästhesie oder Anästhesie,
  d) keine Verletzung des Mandibularkanals, der Kieferhöhle oder des Nasenbodens.
- Nach 5 Jahren Belastung sollte die Überlebensrate der Implantate mindestens 75% betragen.

V. die Kriterien nach NAERT et al. [1992]:
- Das Implantat befindet sich in situ.
- Der Periotestwert ist kleiner +8.
- Es findet sich keine periimplantäre Radiotransluzenz.
- Es liegen keine implantatinduzierten Schmerzen, Infektionen oder Parästhesien vor.
- Es findet sich keine Implantatfraktur.
- Das Implantat muss zum prothetischen Ersatz herangezogen worden sein.

BUCH et al. [2003] verglichen die 5 Erfolgskriterien an dem eigenem Patientenkollektiv (508 Implantate bei 119 Patienten) und beobachteten größtenteils gleichwertige Ergebnisse der Erfolgsraten: nach Albrektsson et al. 88%, nach Naert et al. 89%, nach NIH 85%, nach Buser et al. 88%, nach Jahn und d'Hoedt 75%. Hier wurde jedoch auf die teilweise schwierige technische Ausführung der Knochenabmessungen auf Röntgenbildern hingewiesen Insgesamt ist kritisch zu bemerken, dass der Einfluss prothetischer Aspekte und die subjektive Patientenzufriedenheit mit den oben genannten Erfolgskriterien nicht bzw. nur in geringem Unfang berücksichtigt werden.

1.4 Statistische Verfahren zur Bewertung des Implantaterfolges

Bei jeder Studie zum Implantaterfolg ist zu beachten, dass nur eine ausreichende Anzahl von Grundeinheiten auch zu statistisch gesicherten Ergebnissen führt. Statistische Analyseverfahren zur Ermittlung des Implantaterfolges sind vielfältig und werden zum Teil trotz ihrer von den Fachgesellschaften nicht mehr empfohlenen Eignung angewendet.

Zu nennen sind die:

- Input-Output-Statistik
- Verweildaueranalyse nach KAPLAN und MEIER [1958]
- Cox-Regressionsanalyse [COX 1972]
- Cox-Regressionsanalyse mit Frailty [DUCHATEAU und JANSSEN 2008].

Die wissenschaftliche Stellungnahme der DGZMK empfiehlt zur korrekten Auswertung von Implantaterfolgen die Verweildaueranalyse nach Kaplan und Meier [KAPLAN und MEIER 1958, SCHLIEPHAKE und NEUKAM 2000]. Sie ergibt ein realistischeres Bild über Erfolg und Misserfolg als die häufig verwendete Quotientenbildung der Input-Output-Statistik, da auch die Liegezeit der Implantate in die Berechnung mit einbezogen wird.

Allerdings müssen für die Verweildaueranalyse die Grundeinheiten unabhängig sein. Eine besondere Schwierigkeit besteht somit aus statistisch-methodischer Sicht bei sogenannten „multiplen Implantationen", da mehrere Implantate bei einem Patienten möglicherweise auch zu unterschiedlichen Zeiten eingebracht werden. Der Patient bildet damit einen Cluster, unabhängige Implantat-bezügliche Daten können nicht erhoben werden. Diese Problematik betrifft vor allem Patienten mit komplexen Kieferaugmentationen, da hier meist mehrere Implantate pro Patient eingebracht werden.

Statistisch korrekt, um die Abhängigkeit der Daten zu gewährleisten, darf nur ein einzelnes Implantat pro Patient oder eine implantatgetragene Konstruktion als „Beobachtungseinheit" herangezogen werden. Dies kann entweder ein zufällig gewähltes Implantat pro Patient sein, das zuerst inserierte oder das zuerst verloren gegangene. Implantatbezogene Statistiken, die diese Abhängigkeiten nicht beachten und alle gesetzten Implantate eines Patienten berücksichtigen, liefern vergleichsweise geringe Misserfolgsraten [SCHLIEPHAKE und NEUKAM 2000].

Mit der Cox-Regressionsanalyse wird untersucht, ob bestimmte Einflussgrößen die Überlebenswahrscheinlichkeit der Grundeinheiten beeinflussen. Auch diese Methode lässt im herkömmlichen Modell nur unabhängige Daten zu, so dass ebenfalls die Reduktion der Implantate auf ein Implantat pro Patient zu fordern ist.

Eine Alternative mit dem Potential, diese methodischen Nachteile zu umgehen, ist die Cox-Regressionsanalyse nach dem Frailty-Modell [CHUANG et al. 2002].

1.4.1 Die Input-Output-Statistik

Bei dieser einfachen Berechnung wird ein Quotient aus allen fehlgeschlagenen zu allen eingesetzten Implantaten gebildet. Vorteil dieses Verfahrens ist, dass die Gesamteinheit aller inserierten Implantate gewertet wird, so dass kein Datenverlust eintritt. Eine Vielzahl von Untersuchungen liegt vor, die dieses einfache statistische Verfahren anwenden, so dass eine gewisse Vergleichbarkeit gegeben ist. Der Nachteil dieser Methode ist die fehlende Abbildung einer zeitlichen Dynamik. Die Input-Output-Statistik ist eine „Momentaufnahme" des Implantaterfolges zu einem bestimmten Zeitpunkt und lässt keine Vorhersagen zu. Die Ergebnisse liefern unrealistische Erfolgsraten. Bei einer kurzen Beobachtungszeit wird sie überschätzt und bei langer Beobachtungszeit unterschätzt [KERSCHBAUM 1986].

1.4.2 Die Verweildaueranalyse nach Kaplan und Meier

Die Kaplan-Meier-Methode ist ein statistisches Verfahren zur Berechnung der Überlebenswahrscheinlichkeit [KAPLAN und MEIER 1958]. Sie stellt die Wahrscheinlichkeit für das Eintreten eines bestimmten Ereignisses für eine oder mehrere Gruppen über die Zeit graphisch dar. Im Falle der Verweildaueranalysen ist das Ereignis meist der Implantatverlust. Implantate, die nicht als Verlust registriert sind, gehen mit ihrer Liegedauer als „zensierte" Implantate in die Analyse ein. So können auch die unvollständigen bzw. unterschiedlichen Liegedauern in die Analyse einbezogen werden. Diese Art von Berechnung lässt eine realistische Einschätzung der Implantatverweildauern zu. Eine wesentliche Voraussetzung zur Anwendung dieses Verfahrens ist allerdings die Unabhängigkeit der Daten. Diese Voraussetzung führt in Situationen mit mehreren Implantaten pro Patient zu methodischen Problemen, da die Implantate nicht als unabhängig angesehen werden können. Die Analyse abhängiger Ereigniszeiten führt jedoch zur Unterschätzung der Variabilität (bzw. des Standardfehlers) der Verweildauer, weswegen die Kaplan-Meier-Methode ausschließlich die Analyse unabhängiger Daten zulässt. Die Kaplan-Meier-Methode wird von der DGZMK und einigen anderen Autoren bei der Bewertung des Implantaterfolges gefordert [D`HOEDT 1996, KERSCHBAUM und HAASTERT 1995, SCHLIEPHAKE und NEUKAM 2000].

Zur Deskription des Implantaterfolges wird in zahlreichen Untersuchungen die Kaplan-Meier-Verweildaueranalyse verwendet. Diesbezüglich sind zwei Anwendungsvarianten zu nennen: entweder die Verwendung nur eines (ausgewählten) Implantates pro Patient, um die Unabhängigkeit der Daten zu gewährleisten, oder das Zulassen aller Implantate pro Patient.

1.4.3 Die Cox-Regressionsanalyse

Die Cox-Regression ist ein Regressionsmodell aus der mathematischen Statistik [COX 1972]. Es wird zur Modellierung von Überlebenszeiten in der Überlebensanalyse benutzt und basiert auf dem Konzept der Hazardrate. Dieses Regressionsmodell wird zur Untersuchung des Verhaltens der Hazardfunktion in Abhängigkeit von Kovariablen benutzt.

Die Methode eignet sich zur Verifizierung des Einflusses unterschiedlicher Faktoren auf die Verweilwahrscheinlichkeit der Implantate. Sie dient nicht explizit der Schätzung der Verweildauerzeiten. Auch hier ist die Voraussetzung die Unabhängigkeit der Daten. Ähnlich wie bei der Kaplan-Meier-Analyse gibt es Autoren, die nur ein Implantat pro Patient zulassen und damit einen großen Datenverlust einkalkulieren, jedoch dadurch die Unabhängigkeit gewährleisten. Andere Autoren lassen alle Implantate pro Patient zu, was aus statistischer Sicht nicht zulässig ist, den Datenverlust jedoch vermeidet. Die Abhängigkeit in den Daten kann aufgrund der unterschätzten Standardfehler zu falsch-signifikanten Ergebnissen führen.

Cox -Modell mit k (beobachteten) Kovariablen:

$$\lambda(t \mid X) = \lambda_0(t)e^{\beta_1 X_1 + \beta_2 X_2 + \ldots + \beta_k X_k}$$

Hier ist $X=(X_1,\ldots,X_k)$ der Vektor der k beobachteten Kovariablen, $\beta_1,\ldots,\beta_k$ die zu schätzenden Regressionsparameter und λ_0 die für alle Beobachtungseinheiten gemeinsame Baselinehazard-Funktion (Basishazardfunktion).

Abb. 1: Herkömmliches Cox-Modell

1.4.4 Die Cox-Regressionsanalyse: Berechnungen mit dem Frailty-Modell

Bestehen Abhängigkeiten zwischen den Beobachtungseinheiten, kann das herkömmliche Cox-Modell nicht angewandt werden. Solche Abhängigkeiten sind bei Verweildauern mehrerer Implantate pro Patient gegeben, hier bildet der Patient einen Cluster. Die Beobachtungszeiten von Individuen verschiedener Cluster werden als unabhängig angenommen.

Liegen Cluster vor, kann das Cox-Modell erweitert werden. Die Berechnungen erfolgen entweder mit dem marginalen Modell (ein herkömmliches Cox-Modell mit modifizierter Standardfehlerberechnung, siehe LIN 1994, WEI et al. 1989) oder dem Frailty-Modell [DUCHATEAU und JANSSEN 2008, HOUGAARD 2000].

Das Frailty-Modell bietet den Vorteil, dass sich Aussagen zur Überlebenswahrscheinlichkeit vornehmen lassen [CHUANG und CAI 2006]. Dies ist bei Implantaten sinnvoll, da so die

Voraussage zur Überlebenswahrscheinlichkeit eines neuen Implantates eines Patienten ermöglicht wird, wenn die Überlebenszeiten der früheren Implantate des Patienten bekannt sind. Um solche Abhängigkeiten zu berücksichtigen, werden in der vorliegenden Arbeit sogenannte Shared-frailty Modelle verwendet [DUCHATEAU und JANSSEN 2008, HOUGAARD 2000]. Dabei haben alle Beobachtungseinheiten eines Clusters einen gemeinsamen Wert der Frailty, während diese Zufallsvariable von Cluster zu Cluster variiert. Shared-Frailty Modelle können nur positive Abhängigkeiten modellieren. Im vorliegenden Fall ist jedoch aus klinischer Sicht davon auszugehen, dass eine positive Korrelation zwischen den Beobachtungszeiten vorliegt. Eine positive Korrelation liegt vor, wenn ein Einflussfaktor gleich auf alle Implantate wirkt.

Das Frailty-Modell erfasst 2 Zufallsaspekte:
1. Den Zufallseffekt für alle Beobachtungseinheiten, der in der Baselinehazard-Funktion λ_0 enthalten ist und nur von der Zeit abhängig ist.
2. Den clusterspezifischen Zufallseffekt, der durch die Frailty-Variable ausgedrückt wird und der zeitunabhängig ist.

Frailty Modell mit k (beobachteten) Kovariablen:

$$\lambda(t \mid X, Z) = Z\lambda_0(t)e^{\beta_1 X_1 + \beta_2 X_2 + \ldots + \beta_k X_k}$$

Hier ist Z die Frailty-Variable, $X=(X1,\ldots,Xk)$ der Vektor der k beobachteten Kovariablen, $\beta 1,\ldots,\beta k$ die zu schätzenden Regressionsparameter und $\lambda 0$ die für alle Beobachtungseinheiten gemeinsame Baselinehazard-Funktion (Basishazardfunktion). Es wird vorausgesetzt, dass Z gamma verteilt ist.

Abb. 2: Cox-Modell mit dem Frailty-Term

Das Frailty-Modell stellt eine Erweiterung des Cox-Regressionsmodells mit Zufallseffekten dar. Sind diese Zufallseffekte nicht vorhanden, liegt das einfachere Cox-Modell vor. Ist die Varianz der Frailty von Null verschieden, dann sind die Lebensdauern der Implantate innerhalb eines Patienten positiv korreliert. Diese Korrelation darf nicht unberücksichtigt bleiben, da sonst insbesondere die Standardfehler der Parameter unkorrekt geschätzt werden.

2 FRAGESTELLUNG

Die Arbeit umfasst eine retrospektive klinische Studie an osseointegrierten Titanimplantaten, die in den Jahren 1992 bis 2002 an der Klinik für Mund-, Kiefer- und Gesichtschirurgie der Medizinischen Hochschule Hannover in Kombination mit Knochentransplantaten inseriert wurden. Ziel ist eine kritische Beurteilung des Langzeiterfolges von dentalen Implantaten in autogenen Knochentransplantaten unter Berücksichtigung chirurgischer und prothetischer Parameter, sowie eine korrekte statistische Darstellung der Größen.

Im Rahmen der Studie sollten folgende Fragen beantwortet werden:
1. Wie kann der Implantaterfolg statistisch korrekt beschrieben werden?
2. Wie hoch ist die Verweilwahrscheinlichkeit der in Kombination mit einer Osteoplastik eingebrachten Implantate?
3. Welche Einflussgrößen auf den Implantatverlust gibt es und lassen sich dadurch Risikofaktoren benennen?

3 PATIENTEN UND METHODIK

3.1 Methodik der klinischen Untersuchung

3.1.1 Patientenkollektiv

Mit Hilfe des Implantatregisters der Medizinischen Hochschule Hannover wurden aus den Operationsprotokollen der Jahre von 1992 bis 2002 alle Patienten konsekutiv herausgesucht, die in Kombination mit einer Osteoplastik Implantate erhielten. Alle Patienten erhielten Implantate vom Typ Brånemark (Nobel Biocare AG, Göteborg, Schweden) und befinden sich im kontinuierlichen Recall.

Einschlusskriterien:
- Alle Patienten wiesen eine extreme Atrophie im Bereich des Implantatbettes auf, so dass eine Augmentation des Kieferkamms mit autogenen Knochentransplantaten erforderlich wurde. Die Implantate wurden entweder simultan oder sekundär in einem Zeitraum von 1989 bis 2001 eingebracht und anschließend prothetisch versorgt.

Ausschlusskriterien:
- Die Patienten hatten keine Knochentransplantation bekommen.

PATIENTEN UND METHODIK

Insgesamt wurden im Jahr 2003 die Daten von 176 konsekutiven Patienten ausgewertet. Davon konnte bei 102 Patienten auf aktuelle Untersuchungsdaten zurückgegriffen werden, 8 waren inzwischen verstorben und bei 66 Patienten wurde der letzte Akteneintrag verwendet. Anhand der Patientenakten der Implantatsprechstunde, der präoperativen sowie postoperativen Röntgenbilder (Orthopantomogramme, Fernröntgenseitenbildern, Zahnfilme) und der Operationsberichte wurden von jedem Patienten die folgenden Daten herangezogen und zur Beurteilung und Auswertung patienten- sowie implantatbezogen erfasst.

Um bei der Vielzahl der untersuchten Einflussgrößen auf den Implantaterfolg den klinischen Bezug nicht außer Acht zu lassen, wurden die Einflussgrößen in 4 Parametergruppen zusammengefasst:

    I. Implantatparameter
    II. Patientenparameter
    III. Augmentationsparameter
    IV. Risikoparameter.

Im Detail ergab die Aktendurchsicht, unterteilt nach den oben genannten Parametern, die folgenden Variablen:

I.   Implantatparameter
- Implantattyp (Implantate vom Typ Brånemark (Nobel Biocare AG, Göteborg, Schweden): Mark II, Mark III, Mark IV)
- Implantatoberfläche (maschinierte (glatte) Oberfläche vs. TiUnite™ (raue) Oberfläche)
- Implantatlänge (6-15 mm)
- Implantatdurchmesser (3,3-5 mm)
- Zeitpunkt der Implantatinsertion (Simultaninsertion, Sekundärinsertion)
- Implantatposition im Verhältnis zur Zahnreihe (endständiges Implantat oder Implantat innerhalb einer Implantatreihe): Die Zuordnung in „endständig" oder nicht wurde vorgenommen, da eine mechanische Mehrbelastung der endständigen Implantate durch die Hebelwirkungen diskutiert wird und dieser Aspekt geprüft werden sollte.
- Implantatposition: Quadrant (Quadrant I-IV), Region (nach dem Zahnschema), Front- oder Seitenzahnbereich

- Implantatstatus (osseointegriertes Implantat oder Implantatverlust d.h. verloren gegangenes Implantat oder stillgelegtes Implantat)
- Anzahl der Implantatverluste pro Patient

II. Patientenparameter

- Geschlecht
- Alter
- systemische Erkrankungen des Patienten
- Indikation (Zahnverlust durch Karies oder Parodontitis, durch ein Trauma, durch eine Tumorerkrankung, angeborene Zahnunterzahl (Lippen-Kiefer-Gaumenspalte, Nichtanlage) oder Zahnverlust als Folge einer Kiefererkrankung (Osteomyelitis, Bestrahlungsfolge))
- Restbezahnung des Patienten (zahnlos, teilbezahnt oder Implantat als Einzelzahnersatz)
- Prothetische Versorgung: Suprakonstruktion (herausnehmbarer oder festsitzender Zahnersatz)

III. Augmentationsparameter

- Kiefer (Oberkiefer oder Unterkiefer): Durch den unterschiedlichen Knochenaufbau unterscheiden sich beide Kiefer in ihrer Knochenqualität, weswegen die Variable „Kiefer" den Augmentationsparametern zugeordnet wurde.
- Knochenquantität (Einteilung nach LEKHOLM und ZARB [1985]):
  - A: erhaltener Alveolarfortsatz
  - B: geringe Resorption
  - C: fortgeschrittene Resorption
  - D: starke Resorption auch basaler Knochen
  - E: starke Resorption auch stark basal
- Knochenqualität (Einteilung nach LEKHOLM und ZARB [1985]):
  - D1: homogene dicke Kompakta
  - D2: dicke Kompakta
  - D3: dünne Kompakta und dichte Spongiosa
  - D4: dünne Kompakta und lockere Spongiosa

- Art der ersten Augmentation (lokale Techniken, Sinuslift, Auflagerungsosteoplastik, Rekonstruktion (mikrovaskuläre Technik))
- Art des Knochentransplantates der ersten Augmentation (lokale Transplantate (Kinn, Tuber, aufsteigender Unterkieferast, Spina nasalis anterior, Bohrspäne), Beckenkamm anterior oder posterior, Fibula, Skapula)
- Art der zweiten Augmentation im Sinne einer Reosteoplastik (lokale Techniken, Sinuslift, Auflagerungsosteoplastik, Rekonstruktion (mikrovaskuläre Technik))
- Art des Knochentransplantates der zweiten Augmentation (lokale Transplantate (Kinn, Tuber, aufsteigender Unterkieferast, Spina nasalis anterior, Bohrspäne), Beckenkamm anterior oder posterior, Fibula, Skapula)

IV. **Risikoparameter**
- Art der Lappenplastik: Durchführung einer Vestibulumplastik mit einem Spalthauttransplantat vom Oberschenkel oder einem freien Gaumentransplantat (Plastik durchgeführt oder nicht) als Risikofaktor für lokale schwierige Verhältnisse in unmittelbarer Implantatnähe.
- Nikotinkonsum des Patienten zum Insertionszeitpunkt
- bei Frauen: Postmenopause als Osteoporoserisiko (Frauen über 50 Jahren wurden als „postmenopausal" eingestuft)

3.1.2 Klinische Untersuchung

Bei der in der Krankenakte dokumentierten klinischen Recall-Untersuchung konnte der aktuelle intraorale zahnärztliche Befund recherchiert werden. Insbesondere wurde die Anzahl und Verteilung der Implantate sowie die prothetische Versorgung festgehalten.

Ebenfalls wurden die spezifischen Befunde am Implantat wie Daten zur Sondierungstiefe (tiefste Sondierungsstelle, gemessen mit der WHO-Sonde) und die periimplantäre Weichgewebssituation erfasst.

Die Sondierungstiefen wurden zur späteren Auswertung in drei Gruppen nach MOMBELLI und LANG [1998] untergliedert:
- Gruppe I ≤ 3 mm
- Gruppe II $3 >$ und < 5 mm

- Gruppe III   ≥ 5 mm.

Die Beurteilung des periimplantären Weichgewebes am Implantat erfolgte sowohl vor als auch nach Sondierung mit der WHO-Sonde. Der Akte wurden Form, Farbe, Verlauf, Konsistenz, Oberfläche und Breite der Gingiva entnommen und mit gesunder Gingiva verglichen. Der Inspektionsbefund wurde anschließend in vier Gruppen unterteilt:

- Gruppe 0: keine Gingivitis sichtbar, keine Blutung bei Sondierung
- Gruppe 1: leichte Gingivitis sichtbar
- Gruppe 2: mittelschwere keine Gingivitis sichtbar
- Gruppe 3: schwere Gingivitis sichtbar.

Die so gewonnenen Daten wurden mit den röntgenologischen Daten zu den klinischen Parametern zusammengefasst:

V. Klinische Parameter

- Sondierungstiefe am Implantat (maximale Tiefe)
- Zeichen einer Periimplantitis
- röntgenologischer Knochenverlust.

Anhand des Implantatstatus und der Daten zur Implantatinsertion konnte die Zeit, die das Implantat im Mund des Patienten verweilt, bestimmt werden und so die bisherige Verweildauer des Implantates berechnet werden.

3.1.3 Methodik der röntgenologischen Untersuchung

Anhand der präoperativen sowie postoperativen Röntgenbilder (Orthopantomogramme, Fernröntgenseitenbildern, Zahnfilmaufnahmen) konnte am Implantat der röntgenologisch erkennbare Knochenverlust bestimmt werden. Meist waren ein unmittelbar postoperatives Röntgenbild und ein Kontrollbild vom gleichen Typ (entweder Orthopantomogramm oder Zahnfilm in Rechtwinkeltechnik) anlässlich der letzten Recall-Untersuchung vorhanden. Die unterschiedlichen Vergrößerungen wurden in jedem Falle berücksichtigt. Gezählt wurden die vom Knochen nicht bedeckten Gewindegänge der Implantate. Anhand der bekannten Gewindeabstände für die einzelnen Implantattypen konnte der Knochendefekt in Millimetern ausgerechnet werden.

PATIENTEN UND METHODIK

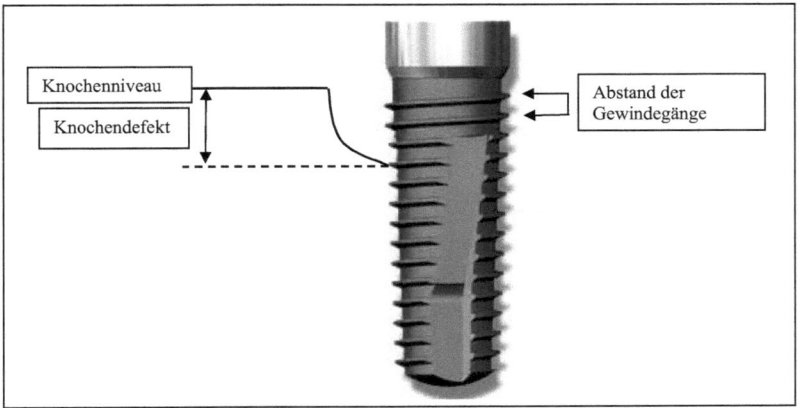

Abb.3: Knochendefektbestimmung

Abstand der Gewindegänge bezogen auf den Durchmesser der eingesetzten Implantate:

- NP (Narrow Plattform) = Durchmesser 3,30 mm;
  Abstand der Gewindegänge = 0,50 mm
- RP (Regular Plattform) = Durchmesser 3,75 mm oder 4,00 mm;
  Abstand der Gewindegänge = 0,60 mm
- WP (Wide Plattform) = Durchmesser 5,00 mm;
  Abstand der Gewindegänge = 0,80 mm.

Das Knochenniveau zum Zeitpunkt der Implantatinsertion wurde als Ausgangswert herangezogen und das letzte vorhandene Röntgenbild zur Bestimmung des Knochenverlustes pro Implantat vermessen. Der röntgenologisch bestimmte Knochenverlust wurde zusammen mit den anderen klinischen Daten zu den klinischen Parametern zusammengefasst und ausgewertet.

3.2 Statistische Analyse

Für die statistische Analyse wurde die oben genannte Einteilung der Parameter noch verfeinert, um eine homogenere Größe der einzelnen Parametergruppen zu erreichen. Sie gliedert sich wie folgt auf:

I. **Implantatparameter:**
Implantattyp, Implantatoberfläche, Implantatlänge, Implantatdurchmesser, Zeitpunkt der Implantatinsertion, Implantatposition im Verhältnis zur Zahnreihe

II. **Patientenparameter:**
Geschlecht, Alter, Indikation, Restbezahnung des Patienten, Prothetische Versorgung (herausnehmbare oder festsitzende Suprakonstruktion)

III. **Augmentationsparameter:**
Kiefer, Knochenquantität, Knochenqualität, Art der ersten Augmentation, Art des Knochentransplantates der ersten Augmentation

IV. **Risikoparameter:**
Nikotinkonsum des Patienten, bei Frauen: Postmenopause als Osteoporoserisiko, Art der Lappenplastik (Vestibulumplastik als präprothetische Chirurgie)

V. **Klinische Parameter:**
Sondierungstiefe am Implantat, Zeichen einer Periimplantitis, röntgenologischer Knochenverlust.

Die statistische Auswertung der Daten erfolgte in 5 Schritten:

1. Die deskriptive Analyse der oben genannten Parameter (I-V):
   Hier erfolgte die genaue Beschreibung des Patientenkollektivs.
2. Zeitabhängige Verweildaueranalysen nach Kaplan und Meier und Log-Rank-Tests der nicht stetigen Variablen der Parameter I-IV:
   Für diese Analyse wurden alle Implantate pro Patient zugelassen, die Abhängigkeit der Daten wurde bewusst nicht berücksichtigt. Hier wurde auf die Methode mit einem zufälligen Implantat verzichtet, da die Ergebnisse eine sehr breite Streuung aufwiesen.
3. Cox-Regressionsanalysen der nicht stetigen und stetigen Variablen unter Beibehaltung der Parametergruppen I-IV:

Mittels Cox-Regressionsanalyse wurde für jede untersuchte Variable geprüft, ob es einen statistisch signifikanten Einfluss auf das Implantatüberleben gibt. Um die Abhängigkeiten der Daten zu berücksichtigen, wurde pro Patient nur ein zufälliges Implantat zugelassen. Die zufällige Auswahl wurde zehnmal durchgeführt und somit auch die Analyse zehnmal durchgeführt. Anschließend wurde der Mittelwert von B und exp (B) gebildet.

4. Cox-Regressionsanalyse mit dem Frailty-Term der nicht stetigen und stetigen Variablen unter Beibehaltung der Parametergruppen I-IV:
Um die Abhängigkeit der Daten zu berücksichtigen und trotzdem alle gesammelten Daten der 1022 Implantate verwenden zu können, wurde außerdem noch eine Cox-Regressionsanalyse mit dem Frailty-Term vorgenommen.

5. Die einfaktorielle ANOVA der klinischen Parameter (V):
Es wurden die Einflüsse einzelner Faktoren auf den Knochenverlust bzw. die Sondierungstiefe getestet.

Bei allen Analysen wurde das Signifikanzniveau bei allen Tests auf $\alpha = 0{,}05$ festgelegt. Für die Verweildaueranalyse nach Kaplan-Meier und die Cox-Regressionsanalyse wurde der Misserfolg einer Versorgung über den Implantatverlust definiert.

Ein Ziel der Arbeit war es, den Implantaterfolg möglichst präzise zu beschreiben. Deswegen wurde im Anschluss an die Auswertung der Parameter I-V ein Vergleich der statistischen Methoden durchgeführt. Die Cox-Regressionsanalyse wurde mit drei verschiedenen Methoden (Methode 1, 2 und 3) berechnet, um herauszufinden, inwieweit sich die Ergebnisse der verschiedenen Berechnungen unterscheiden bzw. ähneln, und um die Wertigkeit der einzelnen Methode zu ermitteln. Deswegen wurde die Cox-Regressionsanalyse für die Parameter I-VI mit den nachfolgenden drei unterschiedlichen Methoden durchgeführt.

Methode 1 (Cox-Regressionsmodell, ein Implantat pro Patient):
Es wurde nur ein Implantat pro Patient verwendet, um die statistische Unabhängigkeit der Daten zu gewährleisten. Dieses Implantat wurde zufällig ausgewählt. Die zufällige Auswahl wurde zehnmal durchgeführt und somit auch die Analyse zehnmal durchgeführt. Für die Auswertung wurde der Mittelwert von B und exp (B) gebildet. So konnten letztendlich nur 176 von den insgesamt 1022 inserierten Implantaten

berücksichtigt werden und es kam zu einem großen Datenverlust. Der Großteil der Implantate (82,8%) ging nicht in die Datenanalyse mit ein.

Methode 2 (Cox-Regressionsmodell, alle Implantate pro Patient):

Hier wurde die Abhängigkeit der Daten bewusst außer Acht gelassen und alle Implantate pro Patient zugelassen, um den Datenverlust zu vermeiden. Aus statistischer Sicht ist dieses Verfahren jedoch nicht zulässig, da die Standardfehler der geschätzten Regressionsparameter unterschätzt werden und somit die Wahrscheinlichkeit, signifikante Einflüsse zu detektieren, größer wird [CHUANG et al. 2002].

Methode 3 (Cox-Regressionsmodell mit dem Frailty-Modell, alle Implantate pro Patient):

Dieses um den Frailty-Term erweiterte Cox-Modell berücksichtigt die Abhängigkeiten der Daten, so dass alle Implantate innerhalb der Patienten für die Berechnungen zugelassen werden konnten.

Die Erfassung der Patientendaten sowie die Erstellung von Tabellen und Diagrammen erfolgt mit EXCEL® oder POWER POINT® (Microsoft Office 2003, Deutschland). Die statistische Auswertung sowie einige Diagramme wurden mit dem Programm SPSS® 15.0 für Windows und dem Programm R®, Version 2.4.1 von „The R Project for statistical computing" (http://www.r-project.org) durchgeführt.

4 ERGEBNISSE

4.1 Ergebnisse der Implantatparameter

4.1.1 Deskriptive Ergebnisse der Implantatparameter

Insgesamt wurden 1022 Implantate vom Typ Brånemark (Nobel Biocare AG, Göteborg, Schweden) bei 176 Patienten beobachtet.
Von den 1022 Implantaten gingen im Beobachtungszeitraum 190 verloren. 15 Implantate wurden aufgrund einer ungünstigen Implantatposition im Verhältnis zur prothetischen Versorgung stillgelegt; insgesamt wurden 205 (=20,1%) Implantate als Implantatverlust gewertet.

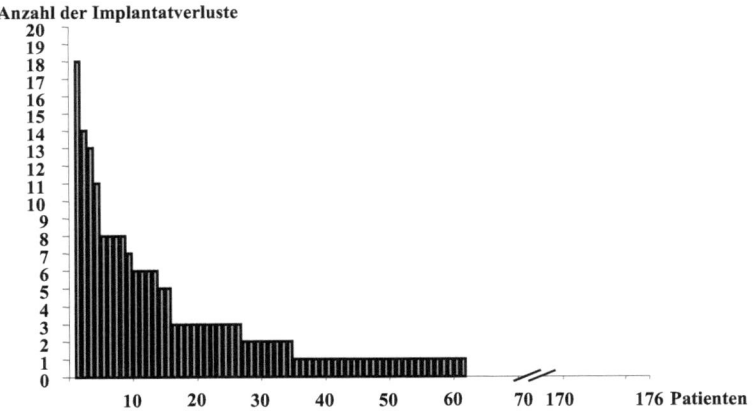

Abb.4: Anzahl der Implantatverluste pro Patient

62 Patienten waren von einem Implantatverlust betroffen. 28 (=45,2%) Patienten verloren nur ein einziges Implantat, 34 Patienten (=54,8%) verloren mehr als 2 Implantate (Abbildung 4).
Von den Patienten mit mehr als 2 Implantatverlusten waren die meisten weiblich und postmenopausal (73,5%).

Es kamen 804 Implantate vom Typ Mark II mit glatter Oberfläche sowie 79 Mark-IV-Implantate mit rauer TiUnite™ Oberfläche zum Einsatz. Von den 139 Mark-III-Implantaten hatten 62 Implantate eine angeraute Oberfläche. 141 Implantate wiesen letztendlich eine raue Oberfläche auf (Abbildung 5).

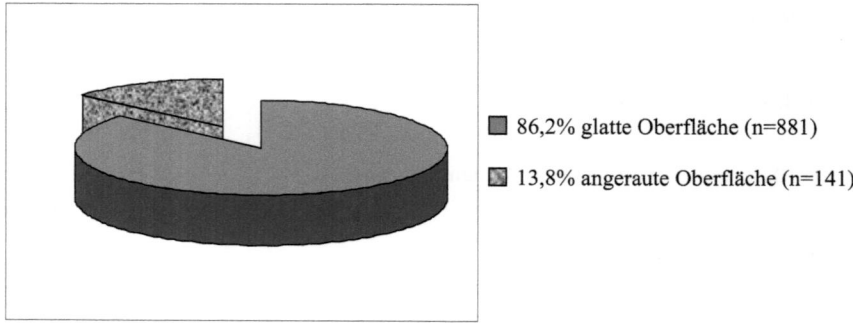

- 86,2% glatte Oberfläche (n=881)
- 13,8% angeraute Oberfläche (n=141)

Abb.5: Häufigkeit der Oberflächen der Implantate

Die Implantatlänge reichte von 6 mm bis 18 mm, im Mittel lag sie bei 13 mm. Der Implantatdurchmesser lag zwischen 3,3 mm und 5 mm, im Mittel bei 4 mm.

636 (62,2%) Implantate wurden im Oberkiefer, 386 (37,8%) im Unterkiefer eingesetzt, wobei die 4 Quadranten jeweils ungefähr zur Hälfte vertreten waren.

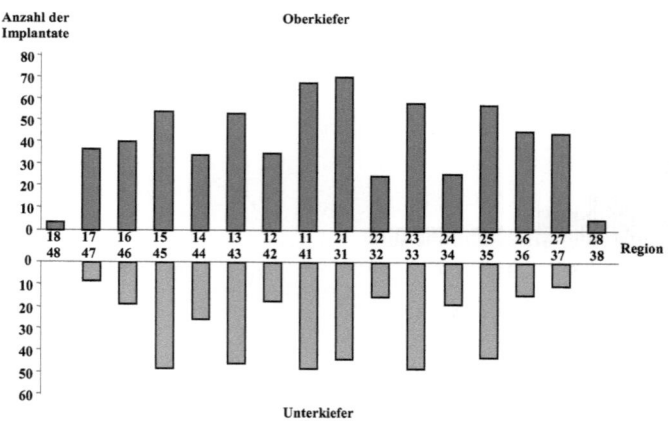

Abb.6: Implantatverteilung auf die Zahnregionen

Die Aufteilung auf den Frontzahnbereich (mittlere und seitliche Schneidezähne und Eckzahn) und den Seitenzahnbereich (Prämolaren und Molaren) war ebenfalls fast hälftig: 29,5% Oberkieferfront, 32,8% Oberkieferseitenzahnbereich, 20,2% Unterkieferfront und 17,5% Unterkieferseitenzahnbereich. Die meisten Implantate wurden in die typischen Regionen der mittleren Frontzähne insbesondere im Oberkiefer, der Eckzähne, der zweiten Prämolaren sowie der ersten großen Molaren inseriert (Abbildung 6). 248 (=24,3%) Implantate waren endständig.

155 (15,2%) Implantate wurden bei 33 Patienten simultan mit dem Knochentransplantat eingesetzt. 867 (84,8%) Implantate wurden bei 143 Patienten sekundär inseriert.

4.1.2 Verweildaueranalyse der Implantatparameter

Die Verweilwahrscheinlichkeit aller in Kombination mit Osteoplastiken inserierten Implantate betrug nach einem Jahr 91,6%, nach 5 Jahren 80,4%, nach 10 Jahren 74,4% und am Ende des Beobachtungszeitraumes 70 % (Abbildung 7).

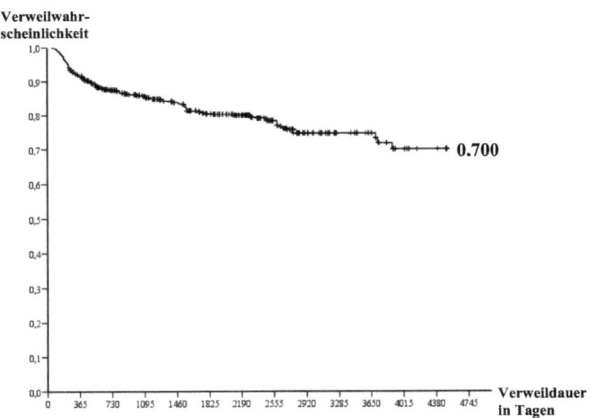

Abb.7: Gesamtverweilwahrscheinlichkeit aller Implantate

Bezogen auf den Implantattyp (Abbildung 8) ergab sich bei der Auswertung der Kaplan-Meier-Kurven für den Typ Brånemark Mark II eine Verweilwahrscheinlichkeit nach einem Jahr von 90,2%, nach 5 Jahren von 79,1% und am Ende des Beobachtungszeitraumes von 68,9%. Der Implantattyp Mark III hatte die höchste Verweilwahrscheinlichkeit mit 99,4% im ersten Jahr. Die anfänglich hohe Verweilwahrscheinlichkeit im ersten Jahr beim Implantattyp Mark IV mit 89,7% fiel zum Ende des Beobachtungszeitraumes auf 77,2% ab. Der Log Rank Test beschrieb einen signifikanten Einfluss des Implantattyps auf das Implantatüberleben ($p<0,001$), wobei besonders der Typ Mark III mit deutlich höheren Verweilwahrscheinlichkeiten korrelierte.

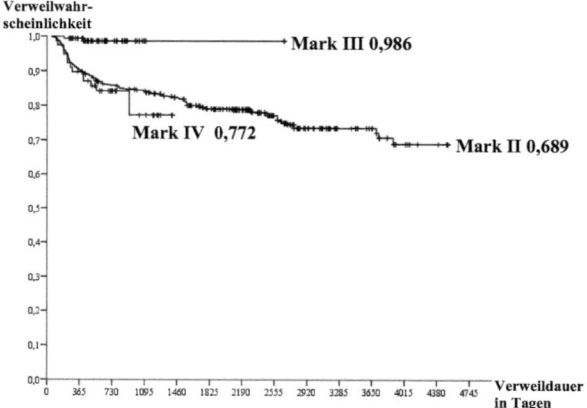

Abb.8: Verweilwahrscheinlichkeit: Einfluss des Implantattyps

Bei der Betrachtung des Einflusses der Implantatoberfläche (Abbildung 9) auf die Verweildauer fällt die höhere Verweildauer für raue Implantate (TiUnite™-Oberfläche) in den ersten 2 Jahren auf.

Die Verweilwahrscheinlichkeit für raue Implantate betrug im 1. Jahr 94,3% und am Ende des Beobachtungszeitraumes 71,2%. Für glatte Implantate betrug sie im 91,1% im 1. Jahr, 80,2% im 5. und 74,5% im 10. Jahr. Ein signifikanter Einfluss der Oberfläche auf die Verweildauer der Implantate konnte nicht nachgewiesen werden.

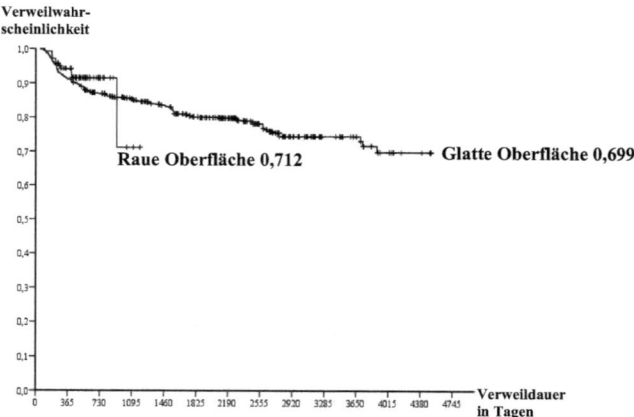

Abb.9: Verweilwahrscheinlichkeit: Einfluss der Implantatoberfläche

Der Einfluss der Implantatposition auf die Überlebensdauer (Abbildung 10) führt bei nicht endständigen Implantaten zu Überlebenswahrscheinlichkeiten von 92,9% nach einem Jahr, von 81,6% nach 5 und von 76% nach 10 Jahren. Für endständige Implantate liegen diese Zeiten anfangs deutlich niedriger: nach einem Jahr 87,1%, nach 5 Jahren 76,8% und am Ende des Beobachtungszeitraumes 70,6%.

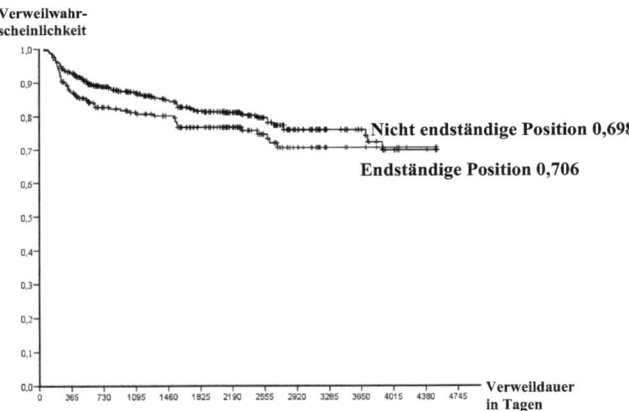

Abb.10: Verweilwahrscheinlichkeit: Einfluss der Implantatposition

Implantate, die simultan mit der Osteoplastik eingebracht wurden, hatten keine signifikant längere oder kürzere Verweilwahrscheinlichkeit als sekundär implantierte (Abbildung 11).

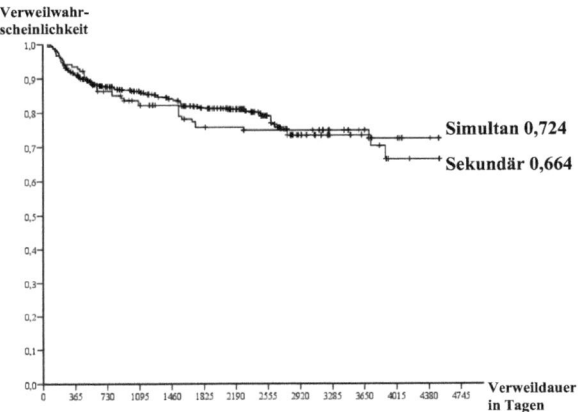

Abb.11: Verweilwahrscheinlichkeit: Einfluss des Insertionszeitpunktes

Die Verweilwahrscheinlichkeit nach einem Jahr betrug für die simultan inserierten Implantate 93,5%, nach 5 Jahren 75,5% und 10 Jahren 74,9%. Die Überlebenszeiten für die sekundären Implantate waren etwas geringer: 91,2% nach einem Jahr, 81,4% nach 5 und 73,4% nach 10 Jahren.

In der nachfolgenden Tabelle 1 sind die Ergebnisse der Kaplan-Meier-Verweildaueranalyse getrennt nach den einzelnen Einflussfaktoren der verschiedenen Implantatparameter zusammengefasst. Fast allen untersuchten Implantatparameter konnte im Log-Rank-Test kein signifikanter Einfluss auf die Implantatüberlebenswahrscheinlichkeit nachgewiesen werden.

Implantatparameter		1 Jahr	5 Jahre	10 Jahre	am Ende	p
Implantattyp	Mark II	90,2%	79,1%	73,5%	68,9%	<0,001
	Mark III	99,4%			98,6%	
	Mark IV	89,7%			77,2%	
Oberfläche	Glatt	91,1%	80,2%	74,5%	69,9%	0,527
	Rau	94,3%			71,2%	
Position	Nicht endständig	92,9%	81,6%	76,0%	69,8%	0,068
	Endständig	87,1%	76,8%		70,6%	
Insertionszeitpunkt	Simultan	93,5%	75,5%	74,9%	72,4%	0,877
	Sekundär	91,2%	81,4%	73,4%	66,4%	

Tab.1: Zusammenfassung der Ergebnisse der Kaplan-Meier-Analyse (Implantatparameter)

4.1.3 Cox-Regressionsanalyse der Implantatparameter

In der Cox-Regressionsanalyse (Tabelle 2) wurden zu den obigen Parametern noch die stetigen Variablen wie Länge und Durchmesser berücksichtigt.

Implantatparameter						
Variable	B	exp (B)	SE	Unteres 95%-Konf	Oberes 95%-Konf	p
Länge	-0,100	0,909	0,081 -0,123	0,651 -0,909	0,936 -1,390	**0,005**-0,800
Breite	0,482	1,708	0,335 -0,487	0,466 -1,364	2,425 -6,860	**0,007**-0,870
Typ (Vergleichsgruppe: Mark II)						
Typ (Mark III)	-1,432	0,525	1,142 -1,197	0,023 -0,040	2,540 -3,490	0,240-0,390
Typ (Mark IV)	0,617	2,019	0,780 -1,284	0,079 -0,495	8,600 -28,850	0,200-0,990
Oberfläche	4,926	0,835	0,881 -1,240	0,019 -0,130	2,240 -12,419	0,210-0,880
Insertionszeitpunkt	-0,233	0,848	0,415 -0,644	0,185 -0,555	1,050 -4,990	0,064-0,880
Implantatposition	-0,138	1,149	0,381 -1,024	0,018 -1,716	1,000 -8,200	**0,001**-0,920

Tab.2: Cox-Regressionsanalyse (Mittelwerte) der Implantatparameter

Die Länge, der Durchmesser und die Implantatposition erwiesen sich in einigen der 10 Zufallsberechnungen als signifikante Einflussgrößen. Hier kam es zu einer sehr breiten Streuung.

Am Beispiel der Länge soll die Streuung der Berechnungen einmal verdeutlicht werden (Tabelle 3). Bei der zehnmal durchgeführten zufälligen Auswahl eines Implantates pro Patient wurden 10 unterschiedliche Cox-Regressionsanalysen durchgeführt. In einer einzigen Analyse ließ sich die Länge als signifikanter Faktor nachweisen. Hier war der Anteil der verloren gegangenen Implantate mit 36 Verlusten am größten.

Variable	Berechnung	B	exp (B)	SE	Unteres 95%-Konf	Oberes 95%-Konf	p	Anzahl ausgewählter Verluste
Länge	Mittelwert	-0,100	0,909	0,106	0,735	1,119	**0,005-0,800**	28
	Zufall 1	-0,027	0,974	0,103	0,796	1,190	0,800	30
	Zufall 2	-0,186	0,830	0,121	0,655	1,050	0,130	23
	Zufall 3	-0,056	0,946	0,114	0,756	1,180	0,620	30
	Zufall 4	0,117	1,120	0,109	0,909	1,390	0,280	27
	Zufall 5	-0,183	0,833	0,110	0,672	1,030	0,097	28
	Zufall 6	-0,042	0,958	0,123	0,753	1,220	0,730	22
	Zufall 7	-0,085	0,919	0,102	0,752	1,120	0,410	24
	Zufall 8	-0,155	0,856	0,096	0,709	1,030	0,110	33
	Zufall 9	-0,162	0,851	0,102	0,696	1,040	0,110	29
	Zufall 10	-0,225	0,798	0,081	0,651	0,936	**0,005**	36

Tab.3: Cox-Regressionsanalyse für die Variable „Länge" für 10x zufällige Implantatauswahl

4.1.4 Cox-Regressionsanalyse (Frailty-Modell) der Implantatparameter

Die Cox-Regressionsanalyse mit dem Frailty-Modell beschrieb eine hoch signifikante Frailty; d.h. die mehrfachen Implantate eines Patienten sind als abhängige anzusehen bzw. es existieren Cluster-bezügliche Wechselwirkungen, die methodisch zu berücksichtigen sind.

Bei den Implantatparametern (Tabelle 4) zeigte diese Analyseform als signifikante Einflussgrößen die Implantatlänge und den Implantattyp Mark III. Der Insertionszeitpunkt (p=0,057) hatte einen tendenziellen Einfluss auf die Implantatverweildauer. Pro einem Millimeter Länge nimmt das Verlustrisiko demnach um ca. 13% ab. Implantate des Typs Mark III weisen ein ca. 94% geringeres Verslustrisiko auf im Vergleich zu den glatten Mark-II-Implantaten. Sekundär inserierte Implantate hatten ein 42% geringeres Verlustrisiko als simultan inserierte Implantate.

ERGEBNISSE

Variable	Implantatparameter					
	B	exp (B)	SE	Unteres 95%-Konf	Oberes 95%-Konf	p
Länge	-0,140	0,870	0,045	0,796	0,950	**0,002**
Durchmesser	-0,043	0,958	0,188	0,663	1,385	0,820
Typ (Vergleichsgruppe: Mark II)						
Typ (Mark III)	-2,783	0,062	0,881	0,011	0,348	**0,016**
Typ (Mark IV)	-0,352	0,703	0,673	0,188	2,628	0,600
Oberfläche	0,651	1,918	0,780	0,416	8,847	0,400
Insertionszeitpunkt	-0,540	0,583	0,284	0,334	1,016	*0,057*
Implantatposition	0,224	1,252	0,164	0,908	1,725	0,170
FRAILTY						**<0,001**

Tab.4: Cox-Regressionsanalyse (Frailty-Modell) der Implantatparameter

4.2 Ergebnisse der Patientenparameter

4.2.1 Deskriptive Ergebnisse der Patientenparameter

Das Patientengut teilte sich in 101 Frauen (davon waren 54 in der Postmenopause) und 75 Männer. Das Durchschnittsalter betrug 50,36 Jahre, das Minimum 17 Jahre, das Maximum 88 Jahre.

Die Indikation (Abbildung 12) für die osteoplastisch-implantologische Rekonstruktion war bei 91 (50%) Patienten eine extreme Atrophie des Kieferkamms als Folge von langjährigem Zahnverlust durch Parodontitis oder Karies.

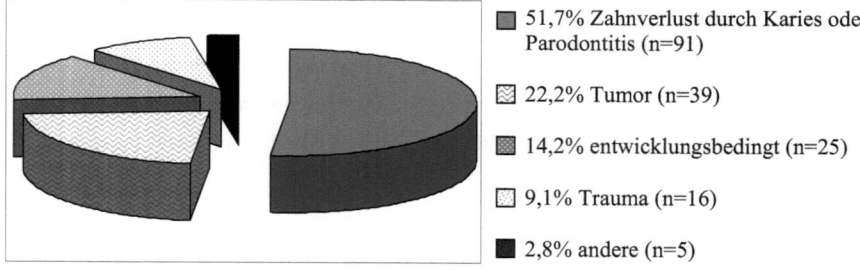

Abb.12: Häufigkeiten der Indikationen für die Implantatinsertion

Bei 39 (ca. 22%) Patienten trat der Zahn- und Kieferverlust im Zusammenhang mit einer Tumoroperation mit einer Kasten- oder Kontinuitätsresektion der Kiefer auf. 16 (ca. 9%) Patienten erlitten ein Trauma im Rahmen einer komplexen Gesichtsfraktur, welches zum Verlust von Zähnen und Alveolarknochen führte. Angeborene Hypodontie als Folge einer

Lippen-Kiefer-Gaumen-Spalte (LKG-Spalte) oder primäre Nichtanlagen kamen bei 25 (ca. 14%) Patienten vor. Bei weiteren 5 (ca. 3%) Patienten trat die Kieferatrophie als Folge einer Osteomyelitis auf.

90 Patienten waren zahnlos, 21 wiesen eine Schaltlücke und 45 eine Freiendsituation auf. Bei 20 Patienten wurden Implantate zum Einzelzahnersatz herangezogen (Abbildung 13).

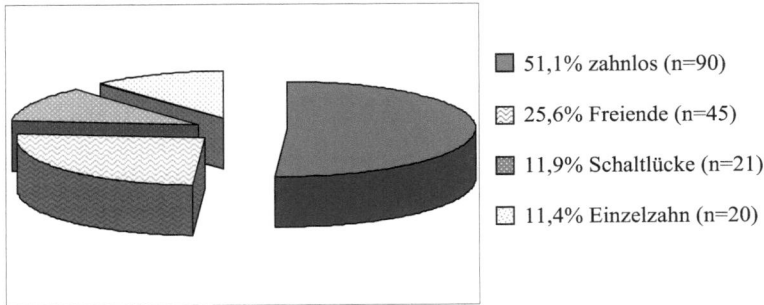

Abb.13: Häufigkeit der Restbezahnung der Patienten

Hinsichtlich der prothetischen Versorgung (Abbildung 14) erhielten 98 Patienten eine festsitzende Suprakonstruktion. 35 Patienten trugen eine herausnehmbare implantatgetragene Brücke oder Totalprothese.

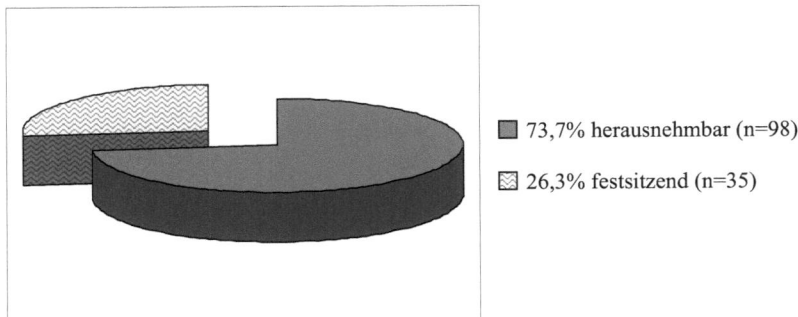

Abb.14: Häufigkeit der prothetischen Versorgung der Patienten

4.2.2 Verweildaueranalyse der Patientenparameter

Die Kaplan-Meier-Analyse (Abbildung 15) zeigt eine kumulative Überlebensrate der Implantate bei Frauen nach einem Jahr bei 90,3%, nach 5 Jahren bei 77,1% und am Ende des Beobachtungszeitraumes bei 65,9%, während die Männer eine signifikant höhere Überlebensrate hatten. Die Überlebensraten bei Männern lagen nach einem Jahr bei 93,5%, nach 5 Jahren bei 85,7% und nach 10 Jahren bei 82,5%.

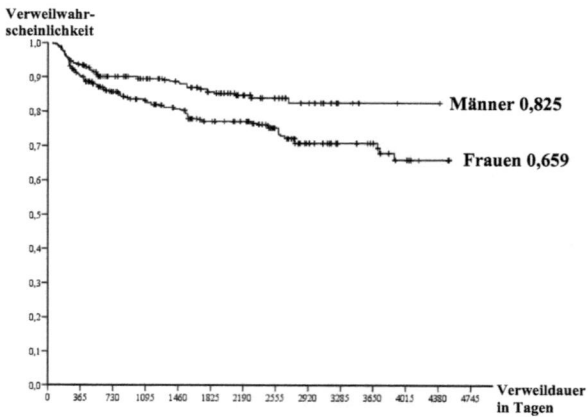

Abb.15: Verweilwahrscheinlichkeit: Einfluss des Geschlechtes

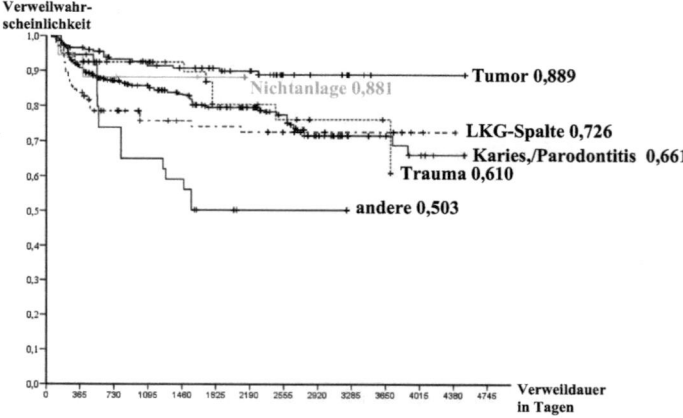

Abb.16: Verweilwahrscheinlichkeit: Einfluss der Indikation

Die Verweilwahrscheinlichkeit betrug für die Implantate in Knochentransplantaten bei Patienten mit einer Nichtanlage am Ende des Beobachtungszeitraumes 88,1%, bei Tumorpatienten 88,9%, bei Traumapatienten 61%, bei Patienten mit Zahnverlust durch Parodontitis oder Karies 66,1% und bei LKG-Patienten 72,6% (Abbildung 16). Der Einfluss der Indikation auf das Implantatüberleben erwies sich im Log-Rank Test als signifikant (p<0,001).

Bei Betrachtung des Einflusses der Restbezahnung (Abbildung 17) lag die kumulative Implantatüberlebensrate bei Patienten mit einer Schaltlückensituation am höchsten. Sie betrug nach einem Jahr 92,2% und am Ende des Beobachtungszeitraumes 79,3%. Für Patienten mit einem Implantat zum Einzelzahnersatz ergaben sich Implantatüberlebensraten von 71,3% am Ende des Beobachtungszeitraumes. Implantate zur Versorgung einer Freiendsituation waren nach einem Jahr zu 98,9% in situ, nach 5 und 10 Jahren zu 92%. Implantate in zahnlosen Kiefern wiesen eine Verweilwahrscheinlichkeit von 90,8% nach einem Jahr, 78% nach 5 Jahren und 67,6% am Ende des Beobachtungszeitraumes auf. Es konnte bezüglich der Restbezahnung ein signifikanter Unterschied (p<0,001) festgestellt werden.

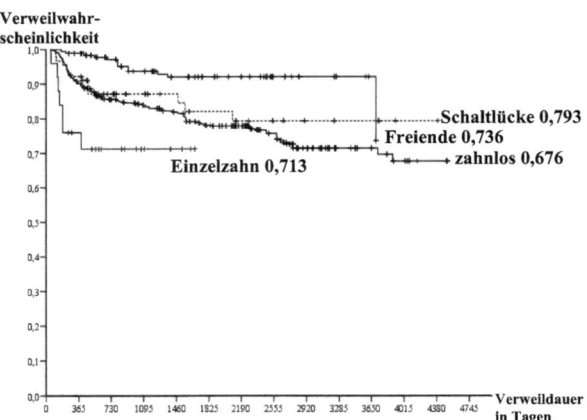

Abb.17: Verweilwahrscheinlichkeit: Einfluss der Restbezahnung

Die Verweilwahrscheinlichkeit (Abbildung 18) aller Implantate mit einer festsitzenden Versorgung war signifikant (p<0,001) höher als bei Implantaten, die mit herausnehmbaren Suprakonstruktionen versorgt waren. Nach einem Jahr betrug die Überlebensrate bei festsitzender Versorgung 98,4%, nach 10 Jahren 88,7%, während die Raten bei herausnehmbarer Versorgung im 1. Jahr bei 95,6% und nach 10 Jahren bei 70,1% lagen

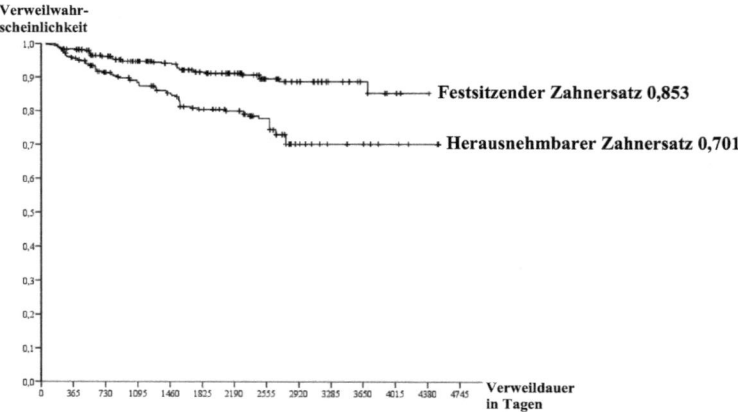

Abb.18: Verweilwahrscheinlichkeit: Einfluss der Suprakonstruktion

Die nachfolgende Tabelle 5 fasst die Ergebnisse der Kaplan-Meier-Verweildaueranalyse getrennt nach den einzelnen Einflussfaktoren der verschiedenen Patientenparameter zusammen. Allen untersuchten Variablen konnte im Log-Rank-Test ein signifikanter Einfluss auf die Verweilwahrscheinlichkeit nachgewiesen werden.

Patientenparameter		1 Jahr	5 Jahre	10 Jahre	am Ende	p
Geschlecht	Männer	93,5%	85,7%	82,5%	82,5%	0,001
	Frauen	90,3%	77,1%	70,8%	65,9%	
Indikation	Karies/Parodontitis	90,8%	79,6%	71,6%	66,1%	<0,001
	Tumor	96,6%	90,8%	88,9%	88,9%	
	Trauma	92,5%	86,9%	76,2%	61,0%	
	Nichtanlage	94,4%	88,1%		88,1%	
	LKG-Spalte	84,7%	74,2%	72,6%	72,6%	
	Andere	94,6%	50,3%		50,3%	
Restbezahnung	Zahnlos	90,8%	78,0%	71,4%	67,6%	<0,001
	Einzelzahn	76,0%			71,3%	
	Freiende	98,9%	92,0%	92,0%	73,6%	
	Schaltlücke	92,2%	82,0%	79,3%	79,3%	
Prothetische Versorgung	Festsitzend	98,4%	91,5%	88,7%	85,3%	<0,001
	Herausnehmbar	95,6%	80,4%	70,1%	70,1%	

Tab.5: Zusammenfassung der Ergebnisse der Kaplan-Meier-Analyse (Patientenparameter)

4.2.3 Cox-Regressionsanalyse der Patientenparameter

Bei der Prüfung der Variablen in der Cox-Regressionsanalyse (Tabelle 6) konnten für viele Variablen Signifikanzen aufgezeigt werden. Dies war jedoch nur in einigen wenigen der 10 Cox-Analysen der Fall. Die Streuung war hier ebenfalls groß.

Patientenparameter						
Variable	B	exp (B)	SE	Unteres 95%-Konf	Oberes 95%-Konf	p
Geschlecht	0,780	2,476	0,412 / -0,597	0,541 / -1,935	3,203 / -20,098	**0,002**-0,540
Alter	0,019	1,028	0,016 / -0,020	0,976 / -1,000	1,040 / -1,076	**0,050**-0,850
Indikation (Vergleichsgruppe: Karies/Parodontitis)						
Indikation (Trauma)	0,221	1,467	0,603 / -1,060	0,041 / -0,688	2,599 / -11,310	0,170-0,950
Indikation (Nichtanlage)	0,676	2,194	1,147 / -1,254	0,097 / -0,338	8,990 / -40,419	0,280-0,950
Indikation (LKG)	1,090	3,600	0,640 / -0,816	0,271 / -2,083	5,120 / -35,906	**0,003**-0,560
Indikation (Tumor)	-0,539	0,639	0,673 / -1,101	0,016 / -0,270	1,099 / -7,154	**0,061**-0,920
Indikation (Kiefererkrankungen)	1,735	8,142	0,764 / -1,205	0,214 / -4,042	13,190 / -196,606	**0,001**-0,660
Restbezahnung (Vergleichsgruppe: zahnlos)						
Restbezahnung (Einzelzahn)	0,329	1,796	0,670 / -0,911	0,105 / -1,263	2,370 / -26,082	**0,034**-0,980
Restbezahnung (Schaltlücke)	-0,335	0,776	0,653 / -0,855	0,083 / -0,346	1,750 / -6,293	0,260-0,990
Restbezahnung (Freiende)	-1,067	0,394	0,614 / -1,233	0,008 / -0,974	0,957 / -2,520	**0,046**-0,540
prothetische Versorgung	-0,792	0,519	0,443 / -0,668	0,064 / -0,376	0,705 / -2,754	**0,011**-0,970

Tab.6: Cox-Regressionsanalyse (Mittelwerte) der Patientenparameter

4.2.4 Cox-Regressionsanalyse (Frailty-Modell) der Patientenparameter

Bei der Cox-Regressionsanalyse mit dem Frailty-Modell (Tabelle 7) zeigte sich, dass die Frailty hoch signifikant ist.

Bei den Patientenparametern ließen sich das Geschlecht, die Art der prothetischen Versorgung und die Indikation zur Rekonstruktion (LKG-Spalte), sowie der Status der Restbezahnung (Freiende) als signifikante Einflussgrößen detektieren. Frauen mit Implantaten wiesen ein ca. 3fach höheres Verlustrisiko für ihre Implantate auf. Lippen-Kiefer-Gaumenspalt-Patienten hatten ein um ca. 7fach höheres Verlustrisiko für Implantate als Patienten mit Zahnverlust infolge von Karies/Parodontitis. Patienten mit Implantaten zum Zahnersatz des distal reduzierten Restgebisses hatten ein um ca. 91% geringeres Verlustrisiko als zahnlose Patienten. Herausnehmbarer Zahnersatz führte zu einem um ca. 90% geringeren Verlustrisiko der Implantate im Vergleich zu festsitzendem Zahnersatz.

Patientenparameter						
Variable	B	exp (B)	SE	Unteres 95%-Konf	Oberes 95%-Konf	p
Geschlecht	1,091	2,977	0,470	1,185	7,481	**0,020**
Alter	0,021	1,021	0,020	0,983	1,061	0,290
Indikation (Vergleichsgruppe: Karies/Parodontitis)						
Indikation (Trauma)	0,257	1,203	0,802	0,269	6,225	0,750
Indikation (Nichtanlage)	0,361	1,435	1,443	0,085	24,254	0,800
Indikation (LKG)	1,940	6,960	0,795	1,465	33,072	**0,015**
Indikation (Tumor)	-0,472	0,624	0,573	0,203	1,916	0,410
Indikation (Kiefererkrankungen)	1,906	6,725	1,142	0,717	63,054	0,095
Restbezahnung (Vergleichsgruppe: zahnlos)						
Restbezahnung (Einzelzahn)	0,161	1,117	0,838	0,227	6,066	0,850
Restbezahnung (Schaltlücke)	-1,285	0,277	0,691	0,072	1,071	0,063
Restbezahnung (Freiende)	-2,361	0,094	0,569	0,031	0,288	**<0,001**
prothetische Versorgung	-2,265	0,104	0,253	0,063	0,171	**<0,001**
FRAILTY						**<0,001**

Tab.7: Cox-Regressionsanalyse (Frailty-Modell) der Patientenparameter

4.3 Ergebnisse der Augmentationsparameter

4.3.1 Deskriptive Ergebnisse der Augmentationsparameter

636 Implantate wurden in den augmentierten Oberkiefer und 386 Implantate in den augmentierten Unterkiefer inseriert (Abbildung 19).

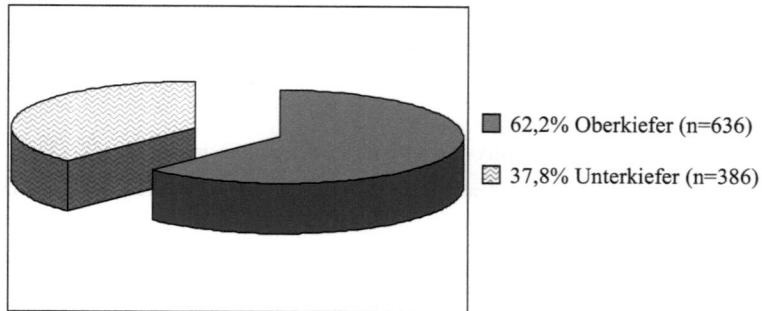

Abb.19: Verteilung der inserierten Implantate auf die Kiefer

Am häufigsten (Abbildung 20) kam bei 133 Patienten der vordere (n=63) oder hintere Beckenkamm (n=70) als Entnahmeregion des Knochentransplantates zum Einsatz. Eine mikrovaskuläre Rekonstruktion wurde bei 11 Patienten mit Hilfe eines Fibulatransplantates und bei 3 Patienten mit einem Skapulatransplantat durchgeführt. Lokale Transplantate vom

Kinn, Knochen vom aufsteigenden Unterkieferast, von der Spina nasalis anterior und vom Tuberbereich fanden bei 29 Patienten Anwendung.

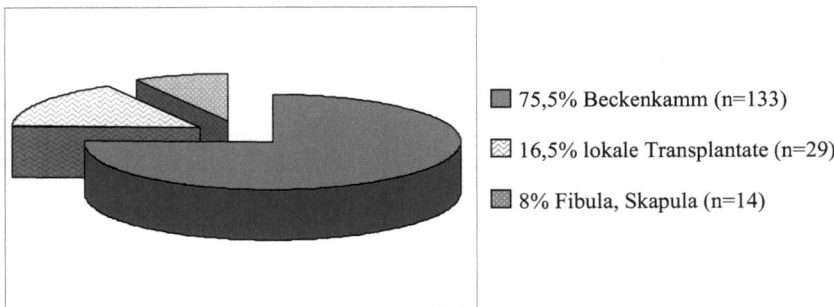

- 75,5% Beckenkamm (n=133)
- 16,5% lokale Transplantate (n=29)
- 8% Fibula, Skapula (n=14)

Abb.20: Häufigkeit der Knochentransplantate

Als Augmentationsverfahren kamen bei 110 Patienten eine Auflagerungsosteoplastik, bei 32 Patienten ein Sinuslift und bei 23 Patienten eine mikrovaskuläre Knochentransplantation zum Einsatz. Bei 11 Patienten war eine lokale Osteoplastik ausreichend (Abbildung 21).

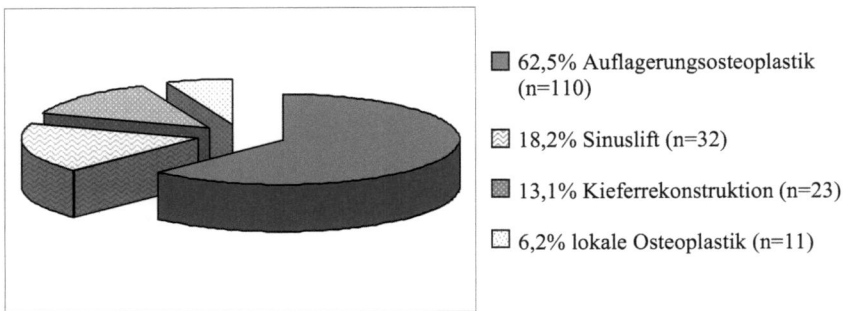

- 62,5% Auflagerungsosteoplastik (n=110)
- 18,2% Sinuslift (n=32)
- 13,1% Kieferrekonstruktion (n=23)
- 6,2% lokale Osteoplastik (n=11)

Abb.21: Häufigkeit der Augmentationsverfahren

Bei 31 Patienten war eine zweite Augmentation erforderlich, da inzwischen Implantat- oder Knochenverluste eintraten oder das Augmentationsziel erweitert wurde. Bei der Reosteoplastik kamen überwiegend die Auflagerungsosteoplastik oder regionäre Verfahren zur Anwendung, entsprechend wurden als Knochentransplantate der Beckenkamm oder regionäre Knochentransplantate verwendet.

Anhand der Operationsprotokolle wurden die Knochenqualität (Tabelle 8) und die Knochenquantität (Tabelle 9) nach LEKHOLM und ZARB [1985] ermittelt. Der Großteil der Patientenkiefer wies Resorptionen im unterschiedlichen Ausmaß und eine dünne Kompakta mit dichter Spongiosa auf. Qualitativ und quantitativ guter Knochen konnte intraoperativ nur bei sehr wenigen Patienten festgestellt werden.

Knochenquantität	n
A: erhaltener Alveolarfortsatz	4
B: geringe Resorption	55
C: fortgeschrittene Resorption	33
D: starke Resorption, auch basaler Knochen	13
E: starke Resorption, auch stark basal	8

Knochenqualität	n
D1: homoge dicke Kompakta	3
D2: dicke Kompakta	44
D3: dünne Kompakta und dichte Spongiosa	59
D4: dünne Kompakta und lockere Spongiosa	26

Tab.8 und Tab.9: Häufigkeit der Knochenquantität und Knochenqualität

4.3.2 Verweildaueranalyse der Augmentationsparameter

Die Analyse der Verweilwahrscheinlichkeit der Augmentationsparameter zeigte für die Einflussgröße Kiefer eine hohe Signifikanz.

Das Implantatüberleben (Abbildung 22) im Unterkiefer betrug nach einem Jahr 95,5%, nach 5 Jahren 87,1% und 10 Jahren 84,6%. Im Oberkiefer betrug die Verweilwahrscheinlichkeit der Implantate im 1. Jahr 89,2%, nach 5 Jahren 76,3% und nach 10 Jahren 69,2%.

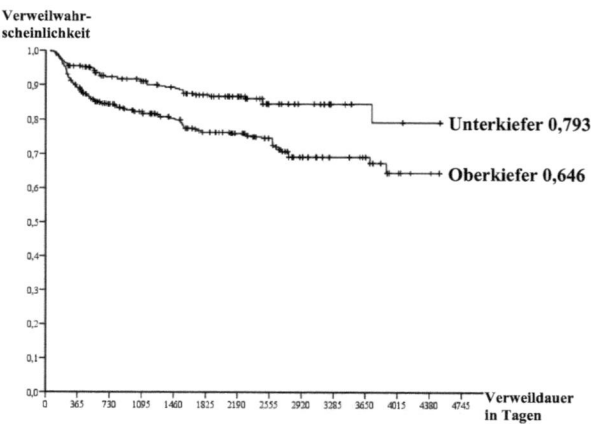

Abb.22: Verweilwahrscheinlichkeit: Einfluss des Kiefers

Das Augmentationsverfahren hatte keinen signifikanten Einfluss auf die Implantatverweildauer. Implantate in regionären Augmentationen wiesen nach einem Jahr sowie nach 10 Jahren eine Verweilwahrscheinlichkeit von 88,9% auf. Implantate, die in Kombination mit einer Kieferrekonstruktion eingebracht wurden, hatten eine Überlebenswahrscheinlichkeit von 97,8% im 1. Jahr und 85,5% am Ende des Beobachtungszeitraums. Für die Auflagerungsosteoplastik betrug die kumulative Verweilrate 90,7% nach einem Jahr, 78,1% nach 5 Jahren und 71,8% nach 10 Jahren, für das Sinusliftverfahren betrug sie 89,7% nach einem Jahr, 81,8% nach 5 Jahren und 66,6% am Ende des Beobachtungszeitraumes (Abbildung 23).

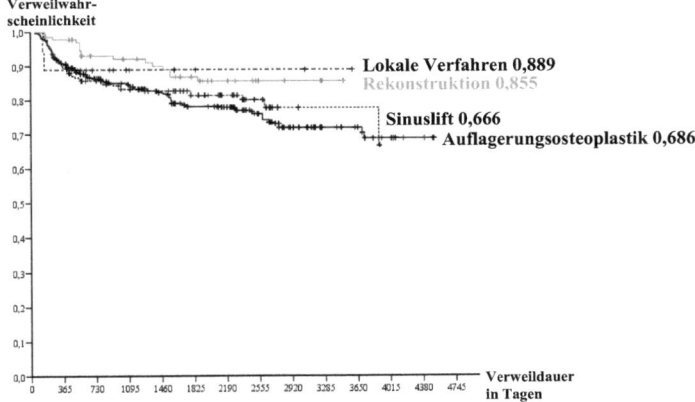

Abb.23: Verweilwahrscheinlichkeit: Einfluss der Augmentationsart

Die Verweilwahrscheinlichkeit für die unterschiedlichen Knochentransplantate (Abbildung 24) ergab für mikrovaskulär anastomosierte Fibulatransplantate 98,6% im 1. Jahr und 85,1% nach 5 Jahren, für lokale Knochentransplantate im 1. Jahr 89,3% und nach 10 Jahren 76,9%, für den Beckenkamm als Transplantat im 1. Jahr 90,7%, nach 5 Jahren 80%, nach 10 Jahren 74,3% und für die mikrovaskulär anastomosierte Skapula im 1. Jahr 93,8% und am Ende des Beobachtungszeitraumes 71,6%.

Ein signifikanter Einfluss der Knochentransplantatentnahmestelle konnte in der Kaplan-Meier-Analyse nicht nachgewiesen werden.

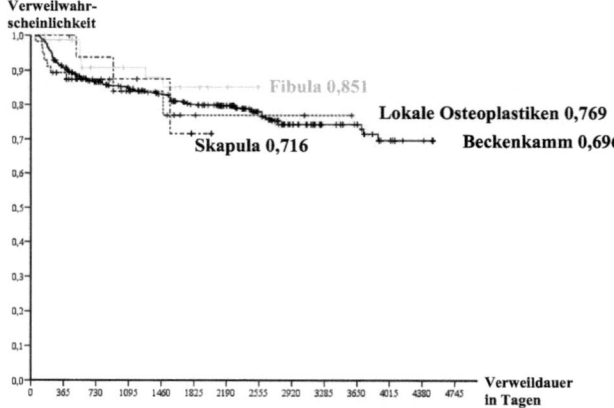

Abb.24: Verweilwahrscheinlichkeit: Einfluss des Knochentransplantates

Die kumulative Überlebensrate von Implantaten, die in unterschiedliche Knochenqualität inseriert wurde, war für die beste Knochenqualität D1 55,9%, für D2 81,6%, für D3 62,5% und für die schlechteste Knochenqualität D4 100% am Ende des Untersuchungszeitraumes (Abbildung 25). Dieser Einfluss erwies sich als signifikant (p<0,001).

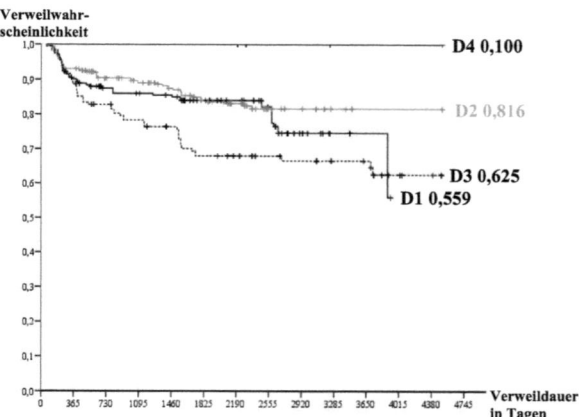

Abb.25: Verweilwahrscheinlichkeit: Einfluss der Knochenqualität

ERGEBNISSE

Bei der Untersuchung des Einflusses der Knochenquantität ließ sich eine Signifikanz nachweisen ($p<0,001$). Die Knochenquantitäten haben bis auf zwei Ausnahmen (A: 46,9% und D: 76,2% am Ende des Beobachtungszeitraumes) eine ihrer Knochenquantität entsprechende Verweildauer. Die Verweildauer für die Knochenquantität A betrug 100% nach einem Jahr, 46,9% nach 5 Jahren und für die Knochenquantität B betrug sie 92,7% nach einem Jahr und 74% am Ende des Beobachtungszeitraumes. Die Verweildauer für die Knochenquantität C betrug nach einem Jahr 89,6%, nach 5 Jahren 85,3% und am Ende der Datenaufnahme 60,1%. Für die Knochenquantität E betrug sie nach einem Jahr 79,2% und nach 10 Jahren 42,6% (Abbildung 26).

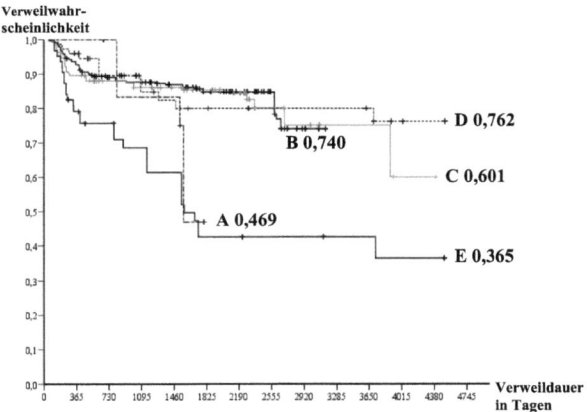

Abb.26: Verweilwahrscheinlichkeit: Einfluss der Knochenquantität

Die Zusammenfassung der Ergebnisse der Kaplan-Meier-Verweildaueranalyse getrennt nach den einzelnen Einflussfaktoren der verschiedenen Augmentationsparameter ist in der nachfolgenden Tabelle 10 aufgeführt.
Für drei Variablen der untersuchten Augmentationsparameter konnte im Log-Rank-Test ein signifikanter Einfluss auf die Implantatüberlebenswahrscheinlichkeit nachgewiesen werden.

Augmentationsparameter		1 Jahr	5 Jahre	10 Jahre	am Ende	p
Kiefer	Oberkiefer	89,2%	76,3%	69,2%	64,6%	<0,001
	Unterkiefer	95,5%	87,1%	84,6%	79,3%	
Augmentationsart	Auflagerungsosteoplastik	90,7%	78,1%	71,8%	68,6%	0,08
	Sinuslift	89,7%	81,3%	77,7%	66,6%	
	Lokale Verfahren	88,9%			88,9%	
	Rekonstruktion	97,8%	86,8%		85,5%	
Knochentransplantat	Beckenkamm	90,7%	80,0%	74,3%	69,6%	0,302
	Fibula	98,6%	85,1%		85,1%	
	Skapula	93,8%	71,6%		71,6%	
	Lokale Transplantate	89,3%	76,9%	76,9%	76,9%	
Knochenqualität	D1	90,2%	84,1%	74,6%	55,9%	<0,001
	D2	93,0%	84,1%	81,6%	81,6%	
	D3	90,5%	68,0%	66,6%	62,5%	
	D4	100,0%			100,0%	
Knochenquantität	A	100,0%	46,9%		46,9%	<0,001
	B	92,7%	84,8%	74,0%	74,0%	
	C	89,6%	85,3%	75,1%	60,1%	
	D	96,0%	80,0%	80,0%	76,2%	
	E	79,2%	42,6%	42,6%	36,5%	

Tab.10: Zusammenfassung der Ergebnisse der Kaplan-Meier-Analyse (Augmentationsparameter)

4.3.3 Cox-Regressionsanalyse der Augmentationsparameter

	Augmentationsparameter					
Variable	B	exp (B)	SE	Unteres 95%-Konf	Oberes 95%-Konf	p
Augmentationsart (Vergleichsgruppe: Auflagerungsosteoplastik)						
Augmentationsart 1 (Sinuslift)	-0,191	0,855	0,410 -0,581	0,196 -0,576	1,560 -2,880	0,270-0,960
Augmentationsart 2 (lokal)	-0,018	1,116	0,973 -1,285	0,039 -0,274	6,110 -19,800	0,440-0,940
Augmentationsart 3 (Rekonstruktion)	-0,859	0,539	0,876 -1,250	0,010 -0,193	1,190 -10,131	0,160-0,930
Knochentransplantat (Vergleichsgruppe: Beckenkamm)						
Knochentransplantat 1 (Fibula)	1,021	3,437	0,673 -0,894	0,216 -2,345	5,935 -42,060	**0,002**-0,840
Knochentransplantat 2 (lokale Transplantate)	0,559	1,882	0,662 -0,805	0,210 -0,887	4,136 -13,630	0,140-1,000
Knochentransplantat 3 (Skapula)	2,557	14,153	1,432 -1,614	0,406 -0,987	122,650 -524,990	**0,051**-0,180
Kiefer	-0,874	0,438	0,494 -0,713	0,052 -0,637	0,735 -1,910	**0,010**-0,490
Knochenqualität (Vergleichsgruppe:D1)						
Knochenqualität D2	-0,371	0,756	0,506 -0,637	0,127 -0,502	1,420 -5,258	0,160-0,980
Knochenqualität D3	-0,133	0,845	0,486 -0,626	0,191 -0,410	1,860 -3,050	0,400-0,950
Knochenqualität D4	0,272	1,386	0,485 -0,726	0,188 -0,776	2,880 -6,340	0,140-0,920

Tab.11: Cox-Regressionsanalyse der Augmentationsparameter (Mittelwerte)

Die Berechnungen mit der Cox-Regressionsanalyse (Tabelle 11) ergaben wieder eine große Streuung der Ergebnisse. Signifikanzen wurden bei den Variablen „Knochentransplantat" (Fibula und Skapula) und „Kiefer" gefunden.

4.3.4 Cox-Regressionsanalyse (Frailty-Modell) der Augmentationsparameter

Auch in diesem Fall wurde mit der Cox-Regressionsanalyse unter Anwendung des Frailty-Terms eine hohe Signifikanz der Frailty nachgewiesen.

Variable	B	exp (B)	SE	Unteres 95%-Konf	Oberes 95%-Konf	p
Augmentationsparameter						
Augmentationsart (Vergleichsgruppe: Auflagerungsosteoplastik)						
Augmentationsart 1 (Sinuslift)	-0,177	0,274	0,243	0,490	1,433	0,520
Augmentationsart 2 (lokal)	0,572	1,274	0,970	0,154	20,418	0,650
Augmentationsart 3 (Rekonstruktion)	-0,785	0,700	0,480	0,116	1,798	0,260
Knochentransplantat (Vergleichsgruppe: Beckenkamm)						
Knochentransplantat 1 (Fibula)	1,230	0,664	0,467	0,931	12,587	0,064
Knochentransplantat 2 (lokale Tx)	-0,043	0,852	0,621	0,180	5,093	0,960
Knochentransplantat 3 (Skapula)	0,561	1,393	0,729	0,144	26,864	0,690
Kiefer	-0,871	0,334	0,248	0,217	0,805	<0,001
Knochenqualität (Vergleichsgruppe:D1)						
Knochenqualität D2	-0,497	0,357	0,284	0,302	1,225	0,160
Knochenqualität D3	-0,440	0,352	0,268	0,304	1,219	0,180
Knochenqualität D4	1,055	0,304	0,278	1,582	5,218	<0,001
FRAILTY						<0,001

Tab.12: Cox-Regressionsanalyse (Frailty-Modell) der Augmentationsparameter

In dieser Analyse der Augmentationsparameter (Tabelle 12) konnte ein signifikanter Einfluss des Kiefers und der Knochenqualität D4 nachgewiesen werden. Implantate im Unterkiefer besaßen ein um ca. 67% geringeres Verlustrisiko. Die in Knochenqualität D4 inserierten Implantate wiesen ein ca. 70% geringeres Verlustrisiko auf als Implantate, die in Knochenqualität D1 inseriert wurden.

4.4 Ergebnisse der Risikoparameter

4.4.1 Deskriptive Ergebnisse der Risikoparameter

Von den 101 Frauen des Patientengutes waren 54 Frauen als postmenopausal einzustufen.
106 Patienten waren zum Zeitpunkt der Implantatinsertion Nichtraucher.
Bei 92 Patienten war eine Vestibulumplastik im Anschluss an die Implantatinsertion und vor der Versorgung der Implantate notwendig, um günstigere Schleimhautverhältnisse zu schaffen.

4.4.2 Verweildaueranalyse der Risikoparameter

Die Kaplan-Meier-Verweildaueranalyse ergab keinen signifikanten Einfluss des Nikotinkonsums auf das Implantatüberleben (Abbildung 27).
Die kumulative Überlebensrate war bei diesen beiden Gruppen im 1. Jahr annähernd gleich (Raucher: 92,5%, Nichtraucher: 90,7%). Am Ende des Untersuchungszeitraumes betrug sie 76,4% bei den Nichtrauchern und 60,7% bei den Rauchern.

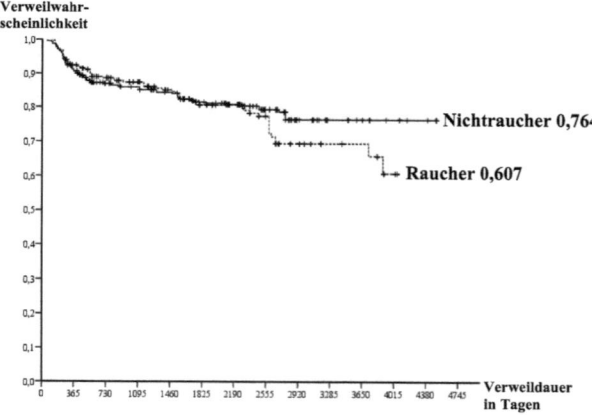

Abb.27: Verweilwahrscheinlichkeit: Einfluss des Nikotinkonsums

Frauen in der Menopause hatten ein signifikant erhöhtes Implantatverlustrisiko (Abbildung 28).

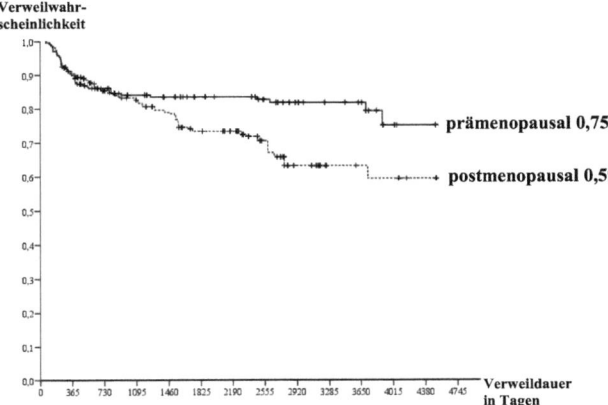

Abb.28: Verweilwahrscheinlichkeit: Einfluss der Menopause

Als nicht signifikanter Einflussfaktor erwies sich die Notwendigkeit präprothetische Weichgewebechirurgie in der Verweildaueranalyse (Abbildung 29).

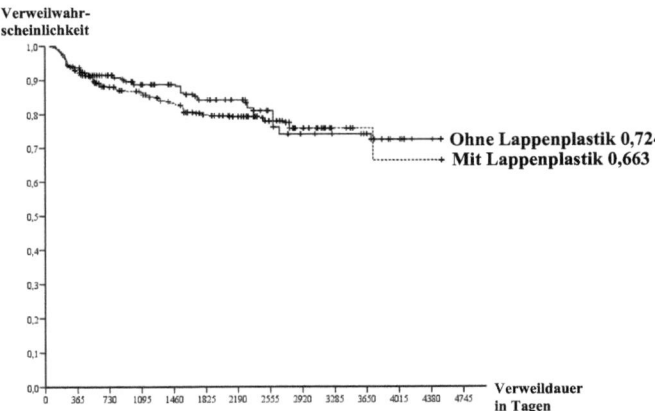

Abb.29: Verweilwahrscheinlichkeit: Einfluss der präprothetischen Chirurgie

Die Ergebnisse der Kaplan-Meier-Verweildaueranalyse getrennt nach den einzelnen Einflussfaktoren der verschiedenen Risikoparameter sind in der nachfolgenden Tabelle 13 aufgeführt. Nur für die Variable „Menopause" der untersuchten Risikoparameter konnte ein signifikanter Einfluss im Log-Rank-Test auf die Implantatüberlebenswahrscheinlichkeit nachgewiesen werden.

Risikoparameter		1 Jahr	5 Jahre	10 Jahre	am Ende	p
Menopause	prämenopausal	90,0%	83,5%	81,9%	75,3%	0,004
	postmenopausal	90,4%	73,4%	63,3%	59,6%	
Nikotinkonsum	Nichtraucher	90,7%	81,5%	76,4%	76,4%	0,384
	Raucher	92,5%	80,7%	69,4%	60,7%	
Lappenplastik	ja	92,3%	79,8%	75,8%	66,3%	0,431
	nein	93,8%	84,1%	74,0%	72,4%	

Tab.13: Zusammenfassung der Ergebnisse der Kaplan-Meier-Analyse (Risikoparameter)

4.4.3 Cox-Regressionsanalyse der Risikoparameter

Die Berechnungen der Cox-Regressionsanalyse (Tabelle 14) zeigten die Menopause als signifikante Einflussgröße auf. Auch diese Berechnung unterliegt einer großen Streuung.

	Risikoparameter					
Variable	B	exp (B)	SE	Unteres 95%-Konf	Oberes 95%-Konf	p
Nikotinkonsum	0,350	1,445	0,409	0,651	3,214	0,066-0,730
Menopause (Vergleichsgruppe: prämenopausal)						
Menopause (postmenopausal)	0,489	1,669	0,481	0,651	4,269	**0,035**-0490
Menopause (Männer)	-0,352	0,742	0,544	0,316	2,335	0,080-0,890
Lappenplastik	-0,229	0,774	0,399	0,355	1,693	0,088-0,970

Tab.14: Cox-Regressionsanalyse(Mittelwerte) der Risikoparameter

4.4.4 Cox-Regressionsanalyse (Frailty-Modell) der Risikoparameter

Wieder wurde in der Cox-Regressionsanalyse mit dem Frailty-Modell die Frailty hoch signifikant.

Es konnten jedoch keine signifikanten Einflussgrößen bei den Risikoparametern festgestellt werden (Tabelle 15).

	Risikoparameter					
Variable	B	exp (B)	SE	Unteres 95%-Konf	Oberes 95%-Konf	p
Nikotinkonsum	0,356	0,408	0,161	0,641	3,180	0,380
Menopause (Vergleichsgruppe: prämenopausal)						
Menopause (postmenopausal)	0,300	0,453	0,193	0,555	3,280	0,510
Menopause (Männer)	-0,369	0,442	0,240	0,291	1,640	0,400
Lappenplastik	0,257	0,271	0,226	0,760	2,200	0,340
FRAILTY						<0,001

Tab.15: Cox-Regressionsanalyse (Frailty-Modell) der Risikoparameter

4.5 Vergleich der statistischen Methoden

Ein Ziel der Arbeit war es, den Implantaterfolg statistisch korrekt zu beschreiben. Deswegen wurde ein Vergleich unterschiedlicher statistischer Methoden durchgeführt.

4.5.1 Vergleich der Input-Output-Statistik und der Kaplan-Meier-Verweildaueranalyse

Zunächst wurde die Input-Output-Statistik dieser klinischen Nachuntersuchung berechnet, die in vielen anderen Studien als Routinewert bestimmt wird.

Input-Output-Rate:
Insgesamt 1022 Implantate − 207 verloren gegangene Implantate = 815 erfolgreiche Implantate
Das entspricht einer Erfolgsrate von 79,7%.

In einem weiteren Schritt wurde die Kaplan-Meier-Verweildaueranalyse mit allen Implantaten pro Patient durchgeführt. Die gebotene Abhängigkeit der Daten wurde vorsätzlich nicht beachtet. Während die Input-Output-Rate die höchste Erfolgsrate ergab (79,7%), lag die Implantatverweilwahrscheinlichkeit nach Kaplan-Meier nach 10 Jahren bei 74,4%.
Aufgrund der großen Streuung bei der zufälligen Implantatauswahl wurde auf die von der DGZMK empfohlene Methode verzichtet. Diese Kaplan-Meier-Analysen ergeben eine breite Spanne von Verweilwahrscheinlichkeiten. Sie sind meist geringer als die Verweilwahrscheinlichkeit, wenn alle Implantate berücksichtigt werden.

4.5.2 Vergleich der statistischen Methoden für die Cox-Regressionsanalyse

Des Weiteren wurden die unterschiedlichen Cox-Regressionsmodelle für die Parameter I bis IV mit den 3 Methoden (Methode 1, 2 und 3) berechnet und miteinander verglichen, um herauszufinden, inwieweit sich die Ergebnisse der verschiedenen Berechnungen unterscheiden bzw. ähneln.

Methode 1: Cox-Regressionsanalyse unter Verwendung nur _eines_ Implantates pro Patient, die statistische Unabhängigkeit der Daten bleibt gewährleistet (die Ergebnisse sind bei den Parametern I-IV (Tabelle 2, 6, 11, 14) beschrieben).
Methode 2: Cox-Regressionsanalyse unter Verwendung _aller_ Implantate pro Patient, _ohne_ die Abhängigkeit der Daten zu beachten (Tabelle 16, 18, 20, 22).

Methode 3: Cox-Regressionsanalyse mit dem Frailty-Term unter Verwendung aller Implantate pro Patient, die Abhängigkeit der Daten ist Bestandteil des Modells (die Ergebnisse sind bei den Parametern I-IV (Tabelle 4, 7, 12, 15) beschrieben).

I. Implantatparameter:

Implantatparameter						
Variable	B	exp (B)	SE	unteres 95%-Konf	oberes 95%-Konf	p
Länge	-0,206	0,8139	0,036	0,759	0,873	<0,001
Durchmesser	0,382	1,465	0,140	1,113	1,927	0,006
Typ (Vergleichsgruppe: Mark II)						
Typ (Mark III)	-2,399	0,091	0,789	0,019	0,426	0,002
Typ (Mark IV)	0,033	1,033	0,534	0,363	2,941	0,950
Oberfläche	0,276	1,3173	0,584	0,420	4,134	0,640
Insertionszeitpunkt	-0,140	0,8696	0,189	0,600	1,259	0,460
Implantatposition	0,125	1,133	0,158	0,832	1,543	0,430

Tab.16: Cox-Regressionsanalyse der Implantatparameter (Methode 2)

Im Vergleich der Methoden fällt auf, dass Methode 2 und 3 ähnliche Variablen mit signifikanten Einflüssen angeben (Tabelle 17). Übereinstimmend mit der Methode 3 wurden die Länge und der Implantattyp Mark III bei der Methode 2 und gelegentlich auch bei der Methode 1 als signifikante Einflussgrößen berechnet. Der hoch signifikante Einfluss des Implantatdurchmessers in der Methode 2 kann mit Hilfe der Methode 3 nicht mehr nachvollzogen werden.

	Methode 1, n=176	Methode 2, n=1022	Methode 3, n=1022
Variable	p	p	p
Länge	0,005-0,800	<0,001	0,002
Durchmesser	0,007-0,870	0,006	0,820
Typ (Vergleichsgruppe: Mark II)			
Typ (Mark III)	0,240-0,390	0,002	0,016
Typ (Mark IV)	0,200-0,990	0,950	0,600
Oberfläche	0,210-0,880	0,640	0,400
Insertionszeitpunkt	0,064-0,880	0,460	0,057
Implantatposition	0,001-0,920	0,430	0,170
FRAILTY	keine Frailty	keine Frailty	<0,001

Tab.17: Darstellung der Ergebnisse der Berechnungen der 3 Methoden für die Cox-Analyse (Implantatparameter)

II. Patientenparameter:

Patientenparameter						
Variable	B	exp (B)	SE	Unteres 95%-Konf	Oberes 95%-Konf	p
Geschlecht	0,625	1,868	0,184	1,303	2,677	**0,001**
Alter	0,043	1,004	0,007	0,910	1,018	0,530
Indikation (Vergleichsgruppe: Karies/Parodontitis)						
Indikation (Trauma)	0,241	1,272	0,320	0,680	2,380	0,450
Indikation (Nichtanlage)	-0,299	0,742	0,756	0,169	3,264	0,690
Indikation (LKG)	0,729	2,073	0,262	1,240	3,466	**0,006**
Indikation (Tumor)	-0,250	0,779	0,278	0,452	1,341	0,370
Indikation (Kiefererkrankungen)	1,641	5,158	0,300	2,867	9,280	**<0,001**
Restbezahnung (Vergleichsgruppe: zahnlos)						
Restbezahnung (Einzelzahn)	0,625	1,868	0,436	0,795	4,392	0,150
Restbezahnung (Schaltlücke)	-0,703	0,495	0,337	0,256	0,958	**0,037**
Restbezahnung (Freiende)	-1,464	0,231	0,330	0,121	0,442	**<0,001**
prothetische Versorgung	-0,520	0,595	0,165	0,431	0,821	**0,002**

Tab.18: Cox-Regressionsanalyse der Patientenparameter (Methode 2)

	Methode 1, n=176	Methode 2, n=1022	Methode 3, n=1022
Variable	p	p	p
Geschlecht	**0,002-0,540**	**0,001**	**0,020**
Alter	0,050-0,850	0,530	0,290
Indikation (Vergleichsgruppe: Karies/Parodontitis)			
Indikation (Trauma)	0,170-0,950	0,450	0,750
Indikation (Nichtanlage)	0,280-0,950	0,690	0,800
Indikation (LKG)	**0,003-0,560**	**0,006**	**0,015**
Indikation (Tumor)	*0,061*-0,920	0,370	0,410
Indikation (Kiefererkrankungen)	**0,001-0,660**	**<0,001**	0,095
Restbezahnung (Vergleichsgruppe: zahnlos)			
Restbezahnung (Einzelzahn)	**0,034-0,980**	0,150	0,850
Restbezahnung (Schaltlücke)	0,260-0,990	**0,037**	*0,063*
Restbezahnung (Freiende)	**0,046-0,540**	**<0,001**	**<0,001**
prothetische Versorgung	**0,011-0,970**	**0,002**	**<0,001**
FRAILTY	keine Frailty	keine Frailty	**<0,001**

Tab.19: Darstellung der Ergebnisse der Berechnungen der 3 Methoden für die Cox-Analyse (Patientenparameter)

Der Methodenvergleich (Tabelle 19) zeigt, dass die signifikanten Einflussgrößen von Methode 2 und 3 fast übereinstimmend sind (bei Geschlecht, LKG, Freiende, prothetische Versorgung). Die Methode 2 detektiert noch die Kiefererkrankungen und die Schaltlückensituation als signifikant. Methode 1 weist wiederum eine große Streuung der Ergebnisse auf. Hier finden sich Signifikanzen übereinstimmend mit Methode 2 und 3, aber auch noch in zusätzlichen Variablen, die von Methode 2 und 3 nicht beschrieben wurden.

III. Augmentationsparameter:

Variable	Augmentationsparameter					
	B	exp (B)	SE	Unteres 95%-Konf	Oberes 95%-Konf	p
Augmentationsart (Vergleichsgruppe: Auflagerungsosteoplastik)						
Augmentationsart 1 (Sinuslift)	-0,293	0,746	0,181	0,523	1,063	0,110
Augmentationsart 2 (lokal)	-0,080	0,923	0,921	0,152	1,063	0,930
Augmentationsart 3 (Rekonstruktion)	-0,764	0,466	0,439	0,197	1,102	0,082
Knochentransplantat (Vergleichsgruppe: Beckenkamm)						
Knochentransplantat 1 (Fibula)	0,832	2,297	0,421	0,197	5,246	**0,048**
Knochentransplantat 2 (lokale Tx)	-0,217	0,805	0,591	0,253	2,564	0,710
Knochentransplantat 3 (Skapula)	0,793	2,210	0,672	0,592	8,251	0,240
Kiefer	-0,644	0,525	0,191	0,362	0,764	**<0,001**
Knochenqualität (Vergleichsgruppe:D1)						
Knochenqualität D2	-0,103	0,902	0,211	0,597	1,363	0,620
Knochenqualität D3	-0,222	0,801	0,201	0,541	1,188	0,270
Knochenqualität D4	-0,225	1,252	0,204	0,839	1,869	0,270

Tab.20: Cox-Regressionsanalyse der Augmentationsparameter (Methode 2)

Die drei Cox-Analysen ergaben jeweils unterschiedliche signifikante Einflussgrößen (Tabelle 21). Die Variable Kiefer wurde von allen Methoden beschrieben. Jedoch ließ sich dies aufgrund der großen Streuung mit Methode 1 nicht regelmäßig nachweisen. Methode 1 und 2 detektierten noch weitere zusätzliche signifikante Einflussgrößen bei den Knochentransplantaten. Die Knochenqualität D4 wurde nicht als signifikant erkannt.

Variable	Methode 1, n=176	Methode 2, n=1022	Methode 3, n=1022
	p	p	p
Augmentationsart (Vergleichsgruppe: Auflagerungsosteoplastik)			
Augmentationsart 1 (Sinuslift)	0,270-0,960	0,110	0,520
Augmentationsart 2 (lokal)	0,440-0,940	0,930	0,650
Augmentationsart 3 (Rekonstruktion)	0,160-0,930	0,082	0,260
Knochentransplantat (Vergleichsgruppe: Beckenkamm)			
Knochentransplantat 1 (Fibula)	**0,002**-0,840	**0,048**	0,064
Knochentransplantat 2 (lokale Tx)	0,140-1,000	0,710	0,960
Knochentransplantat 3 (Skapula)	**0,051**-0,180	0,240	0,690
Kiefer	**0,010**-0,490	**<0,001**	**<0,001**
Knochenqualität (Vergleichsgruppe:D1)			
Knochenqualität D2	0,160-0,980	0,620	0,160
Knochenqualität D3	0,400-0,950	0,270	0,180
Knochenqualität D4	0,140-0,920	0,270	**<0,001**
FRAILTY	keine Frailty	keine Frailty	**<0,001**

Tab.21: Darstellung der Ergebnisse der Berechnungen der 3 Methoden für die Cox-Analyse (Augmentationsparameter)

IV. Risikoparameter:

Variable	Risikoparameter					
	B	exp (B)	SE	Unteres 95%-Konf	Oberes 95%-Konf	p
Nikotinkonsum	0,287	1,333	0,167	0,960	1,850	0,086
Menopause (Vergleichsgruppe: prämenopausal)						
Menopause (postmenopausal)	0,616	1,851	0,191	1,272	2,690	**0,001**
Menopause (Männer)	-0,127	0,881	0,212	0,582	1,330	0,550
Lappenplastik	0,101	1,106	0,172	0,789	1,550	0,560

Tab.22: Cox-Regressionsanalyse der Risikoparameter (Methode 2)

Die Cox-Analysen der Risikoparameter wiesen nur Signifikanzen in Methode 1 und 2 auf, wo die Postmenopause eine signifikante Größe ist (Tabelle 23). Die Methode 3 ergab keine signifikanten Einflussgrößen.

	Methode 1, n=176	Methode 2, n=1022	Methode 3, n=1022
Variable	p	p	p
Nikotinkonsum	*0,066*-0,730	0,086	0,380
Menopause (Vergleichsgruppe: prämenopausal)			
Menopause (postmenopausal)	**0,035**-0490	**0,001**	0,510
Menopause (Männer)	0,080-0,890	0,550	0,400
Lappenplastik	0,088-0,970	0,560	0,340
FRAILTY	keine Frailty	keine Frailty	<0,001

Tab.23: Darstellung der Ergebnisse der Berechnungen der 3 Methoden für die Cox-Analyse (Risikoparameter)

Bei jeder Cox-Regressionsanalyse mit dem Frailty-Modell (Tabelle 17, 19, 21, 23) zeigte sich, dass die Frailty hoch signifikant ist, d.h. die Implantate innerhalb eines Patienten sind grundsätzlich als abhängig anzusehen.

4.6 Ergebnisse der klinischen Parameter

4.6.1 Deskriptive Ergebnisse der klinischen Parameter

Aktuelle klinische Befunde konnten bezüglich der Sondierungstiefe bei 503 Implantaten, bezüglich der Periimplantitis bei 465 Implantaten aus den Patientenakten erhoben werden. Die Untersuchung der periimplantären Weichgewebe auf Entzündungen ergab überwiegende Entzündungsfreiheit an den Implantaten: 65,2% der Implantate waren entzündungsfrei, bei 28% der Implantate konnte eine leicht Periimplantitis festgestellt werden und ca. 7% der Implantate waren stärker betroffen (Tabelle 24).

Periimplantitis	n	Gültige Prozente
keine	328	65,2
leichte Periimplantitis	141	28,0
mittlere Periimplantitis	24	4,8
schwere Periimplantitis	10	2,0
Gesamt	503	100,0

Tab.24: Häufigkeiten der Periimplantitis

Sondierungstiefe	n	Gültige Prozente
Taschentiefe bis 3mm	217	46,7
Taschentiefe bis 5mm	124	26,7
Taschentiefe über 5mm	124	26,6
Gesamt	465	100,0

Tab.25: Häufigkeiten der Sondierungstiefen

Die periimplantäre Sondierungstiefe (Tabelle 25) lag im Mittel bei 3,6 mm (Minimum 0,5 mm, Maximum 9 mm). Knapp die Hälfte der Implantate (ca. 47%) hatten Taschentiefen unter 3 mm Tiefe, ca. 27% bis 5 mm Tiefe und bei weiteren 26,7% konnten Taschentiefen über 5 mm bestimmt werden.

Es konnten insgesamt 567 Implantate röntgenologisch zur Bestimmung des periimplantären Knochenverlustes herangezogen werden (Tabelle 26). Der durchschnittliche röntgenologische Knochenverlust lag bei 2,88 mm (Minimum 0 mm, Maximum 11 mm).

Der Hauptteil der Implantate (ca. 59%) wies einen Knochenverlust bis zu einem Drittel der Implantatlänge auf, ca. 28% hatte keine röntgenologischen Knochenverlust und bei ca. 20% der röntgenologisch untersuchten Implantate lag ein Knochenabbau vor, der die Hälfte der Implantatlänge übertraf.

Knochenverlust	n	Gültige Prozente
kein Knochenverlust	123	21,7
Knochenverlust bis 1/3 der Implantatlänge	333	58,7
Knochenverlust 1/3 bis 1/2 der Implantatlänge	98	17,3
Knochenverlust über 1/2 Implantatlänge	13	2,3
Gesamt	567	100,0

Tab.26: Häufigkeiten des röntgenologischen Knochenverlustes

4.6.2 Einfaktorielle ANOVA der klinischen Parameter

Die einfaktorielle ANOVA ergab folgende signifikante Einflussgrößen für einen erhöhten Knochenverlust:

- bei den Patientenparametern: das Geschlecht ($p<0,001$: Männer hatten weniger Knochenverlust), die Indikation ($p<0,001$: den geringsten Knochenverlust wiesen Patienten mit einer Nichtanlage auf), die Restbezahnung ($p<0,001$: Einzelzahnindikationen führten zu weniger Knochenverlust) und die Suprakonstruktion ($p<0,001$: festsitzender Zahnersatz wies geringeren Knochenverlust auf),
- bei den Implantatparametern: die Oberfläche des Implantates ($p<0,001$: raue Oberfläche führt zu geringerem Knochenverlust), der Implantattyp ($p<0,001$: Mark III geringster Knochenverlust)
- bei den Augmentationsparametern: der Kiefer ($p=0,009$: Knochenverlust im Unterkiefer), die Art des Knochentransplantates ($p<0,001$: die Fibula erfuhr am wenigsten Verlust an Knochen),
- bei den Risikoparametern fanden sich keine signifikanten Einflüsse.

Signifikante Einflussgrößen für eine tiefere Sondierungstiefe sind:
- bei den Patientenparametern: das Geschlecht ($p<0,001$: Frauen besaßen geringere Sondierungstiefen), die Indikation ($p<0,001$: die geringsten Sondierungstiefen wiesen Patienten mit einer Nichtanlage auf), das Alter ($p=0,034$: Patienten im Alter von 11-21 Jahre wiesen geringere Sondierungstiefen auf),
- bei den Implantatparametern: der Zeitpunkt der Insertion ($p=0,006$: eine sekundäre Insertion der Implantate führte zu geringeren Sondierungstiefen),
- bei den Augmentationsparametern: der Kiefer ($p<0,001$: geringere Sondierungstiefen im Oberkiefer), die Augmentationsart ($p<0,001$: das Sinusliftverfahren korrelierte mit geringeren Sondierungstiefen), die Art des Knochentransplantates ($p<0,001$: Implantate in lokalen Knochentransplantaten besaßen geringere Sondierungstiefen),
- bei den Risikoparametern: die präprothetische Chirurgie ($p=0,006$: das Verfahren der Lappenplastik führte bei den Implantaten zu geringeren Sondierungstiefen).

5 DISKUSSION

5.1 Implantologische Erfolgsbeurteilung anhand klinischer und unterschiedlicher statistischer Methoden

Osseointegrierte Implantate sind ein klinisch erfolgreiches Behandlungskonzept zur Wiederherstellung der Kaufunktion [ADELL et al. 1981]. In klinischen Langzeitstudien konnten ihre hohe Erfolgssicherheit und die indikationsabhängigen Vorteile gegenüber konventionellen prothetischen Versorgungsalternativen dokumentiert werden [ALBREKTSSON et al. 1986, ARVIDSON et al. 1998, LEKHOLM et al. 1999, LINDQUIST et al. 1996, VAN STEENBERGHE et al. 1997]. Ergebnisse von Implantat-Langzeitnachkontrollen sind für das Brånemark-Implantatsystem und für verschiedene andere Implantatsysteme zahlreich veröffentlicht [ASTRAND et al. 2008, JEMT und JOHANSSON 2006].

Für Implantatversorgungen in augmentierten Kieferknochen liegen Erfolgsraten (Input-Output-Analysen) von ca. 70% bis 100% vor [CHIAPASCO et al. 2007, GBARA et al. 2007, GONZALEZ-GARCIA et al. 2005, RAGHOEBAR et al. 2001, SJOSTROM et al. 2007]. Die Verweildaueranalysen nach Kaplan-Meier geben Implantatverweilwahrscheinlichkeiten von 60% bis zu 98% an [KRAMER et al. 2005a, KUNKEL et al. 2005, LAVERICK et al. 2008, LEVIN et al. 2007, SCHLIEPHAKE et al. 1999a, WILTFANG et al. 2005, WU et al. 2008]. Unter Berücksichtigung der Datenabhängigkeit ergibt die Kaplan-Meier-Analyse (ein Implantat pro Patient gewertet) anderer Untersuchungen Verweilwahrscheinlichkeiten von 43% bis 88% [KRAMER et al. 1999, LINDENMULLER und LAMBRECHT 2006, SCHLIEPHAKE et al. 1997, SCHLIEPHAKE et al. 1999b, WOO et al. 2004].

Implantatparameter

Dass der Implantatverlust einer hohen individuellen Abhängigkeit unterliegt, stellte auch KOVACS A [1998, S. 24] fest: *„Es stellt sich aber gut dar, daß es gewissermaßen mehr Mißerfolgspatienten als Mißerfolgsimplantate gibt, so daß der hohe individuelle, systemunabhängige Anteil am Implantatverlust deutlich wird."* Dieser Aspekt konnte auch von EKERT et al. [1999] bestätigt werden: von 665 Patienten verloren 23 annähernd die Hälfte aller explantierten Implantate. Die Untersuchung von NAERT et al. [2002] zeigte ebenfalls, dass eine hohe Anzahl von Implantaten in einem Patienten mit Implantatverlusten korreliert. Auch diese Arbeit lässt den Schluss zu, dass es Patienten gibt, bei denen Implantatverluste gehäuft vorkommen. Der Langzeiterfolg dentaler Implantate weist eine unterschiedliche intra- und interindividuelle Prognose auf.

Für die optimale Implantatlänge besteht kein allgemeiner Konsens. In einer Studie ohne Osteoplastik von ALSAADI et al. [2008] konnte kein signifikanter Einfluss der Länge, aber des Durchmessers aufgezeigt werden: höhere Verluste traten bei dickeren Implantaten auf, während kürzere Implantate eher mit Implantatverlusten zu korrelieren schienen. Eine höhere Verlustrate für kürzere Implantate konnte in augmentierten Unterkiefern und bei Tumorpatienten nachgewiesen werden [KOVACS AF 2000, SJOSTROM et al. 2007]. Die Beobachtung, dass längere Implantate höhere Verweildauern aufweisen, hängt möglicherweise auch mit dem besseren vorhandenen Knochenangebot zusammen. Das operative Vorgehen sieht vor, möglichst den vorhandenen Knochen in vollem Umfang auszunutzen [VAN STEENBERGHE et al. 1990]. Bei Implantaten ohne Osteoplastik wiesen NAERT et al. [2002] und CHUANG et al. [2005] in einer Cox-Regressionsanalyse mit Frailty einen signifikanten Einfluss der Länge nach. Dies deckt sich mit den Resultaten dieser Untersuchung. Hinsichtlich der Beurteilung der Länge von Implantaten, die in Kombination mit einer Osteoplastik inseriert wurden, stehen bislang keine Untersuchungen mit dem Frailty-Modell zur Verfügung.

Für die TiUnite™-Oberfläche wurde eine günstigere Osseointegration beschrieben [GLAUSER et al. 2007]. Mehreren Studien konnte zeigten, dass die Verlustrate für Implantate mit modifizierten Oberflächen im Vergleich zu glatten Titanoberflächen geringer war und die Ausdrehmomente höhere Werte annahmen [BUSER et al. 1998, DE BRUYN et al. 2001, GLAUSER et al. 2001, GLAUSER et al. 2003].
Interessanterweise zeigten die Ergebnisse dieser Untersuchung eine schlechtere Erfolgsrate für die rauen Oberflächen. Eine Erklärung hierfür kann der Einsatz der rauen Implantate bei bestimmten Indikationen sein. Die Herstellerfirma empfahl Mark IV für „weichen" Knochen, da ihr Design (doppeltes Gewinde, das nur je 50% schneidet, konische Form, raue Oberfläche) entwickelt wurde, um im Knochen der Klassen III und IV gute Primärstabilität zu erreichen. So wurden Implantate mit rauen Oberflächen häufig bei schwierigen knöchernen Verhältnissen, wie z.B. LKG-Patienten oder Nachinsertionen, verwendet.

Patientenparameter

Die vorliegende Arbeit konnte eine signifikant bessere Verweilwahrscheinlichkeit für das männliche Geschlecht nachweisen. In einer Untersuchung von SCHLIEPHAKE et al. [1997] von Implantaten in Knochentransplantate vom Beckenknochen oder Kinn erwies sich das Geschlecht als signifikanter Einflussfaktor: Frauen hatten mit 62,3% eine schlechtere kumulative Überlebensrate ihrer Implantate als Männer (96,2%) nach einer Beobachtungszeit von 8 Jahren. Ein signifikanter Unterschied ließ sich auch in der Nachuntersuchung von KRAMER et al. [1999] darstellen: bei Implantaten in Osteoplastiken war das weibliche Geschlecht ein signifikanter Faktor für eine schlechtere Verweilwahrscheinlichkeit, wobei diese betroffenen Frauen ausschließlich postmenopausal waren. Dies bestätigt auch eine Studie von SJOSTROM et al. [2007] bei zahnlosen Patienten, die eine Unterkieferaugmentation erhielten. Andere Nachuntersuchungen konnten keinen signifikanten Einfluss des Geschlechtes auf die Implantatprognose zeigen, wobei Frauen jedoch tendenziell eher Implantatverluste aufwiesen [HUYNH-BA et al. 2008, NAERT et al. 2002, SCHLIEPHAKE et al. 1999c]. Dies könnte mit dem geschlechtsspezifischen Unterschied bezüglich der biologischen Wertigkeit des Knochentransplantates zusammenhängen, wie auch einige andere Autoren vermuten [BAXTER und FATTORE 1993, DAO et al. 1993].

Ungünstige anatomische Verhältnisse sind eine große Herausforderung für die kaufunktionelle Rehabilitation. So sind die Implantatverweilwahrscheinlichkeiten von LKG-Patienten nach Augmentation vergleichsweise gering [KRAMER et al. 2005a]. Der traumatische Zahnverlust und die damit verbundene Knochenschädigung bedingt ein signifikant höheres Implantatverlustrisiko [VAN STEENBERGHE et al. 2002]. Andere Schädigungen des ortständigen Knochens durch Stoffwechselstörungen, Herabsetzen der Immunabwehr durch Bestrahlungen oder eine Osteomyelitis bedingen eine verminderte Regenerationsfähigkeit dieses Knochens für die osteoplastisch-implantologische Versorgung. Werden ganze Kieferabschnitte jedoch mit mikrovaskulären Transplantaten versorgt, steigen die Implantaterfolgsraten [CHIAPASCO et al. 2006, IIZUKA et al. 2005].

Implantate dienen bei unterschiedlicher Restbezahnung des Patienten entweder der Stabilisierung von vorhandenem Zahnersatz, der Vermeidung eines herausnehmbaren Zahnersatzes oder der Schonung von Nachbarzähnen.

Der zahnlose Kiefer gilt als klassisches Indikationsgebiet für implantatgetragenen Zahnersatz. Bei ausreichendem Knochenangebot ergeben sich Implantatüberlebensraten von >78% (Oberkiefer) und >86% (Unterkiefer) nach 15 Jahren [ADELL et al. 1990b]. Nach Oberkieferaugmentation sinken die Überlebensraten auf 43% bis 95,1% [KRAMER et al. 1999, NYSTROM et al. 1993, REINERT et al. 1999, VAN STEENBERGHE et al. 1997]. Die Versorgung eines reduzierten Restgebisses nach Knochenaugmentation zeigt mit 92,7% nach 5 Jahren [SCHLIEPHAKE et al. 1994] oder 78% nach 10 Jahren [UMSTADT et al. 1999] höhere Implantatverweilwahrscheinlichkeiten. Auch der Vergleich von LAVERICK et al. [2008] konnte für Implantate in teilbezahnten Kiefern eine signifikant höhere Implantatüberlebensrate gegenüber zahnlosen Kiefern nach Knochentransplantation darstellen. Für Einzelzahnimplantate sind in Kombination mit augmentativen Maßnahmen Erfolgsraten von 97,8% beschrieben [MEIJNDERT et al. 2008].

Hinsichtlich der prothetischen Versorgungskonzepte, insbesondere im Zusammenhang mit Implantaten in Osteoplastiken, ergeben sich unterschiedliche Aussagen zum Implantaterfolg. Eine 10-Jahres-Analyse von LAVERICK et al. [2008] bei Implantaten in einer anterioren Osteoplastik ergab eine signifikant höhere Verweildauer für festsitzende Suprakonstruktionen von 94% vs. 70%. Die Autoren vermuten, dass dies mit den Hebelkräften zusammenhängt, die beim Manipulieren an der herausnehmbaren Prothese auftreten. Andererseits ist für herausnehmbaren Zahnersatz eine bessere Hygienefähigkeit und somit ein vermindertes Risiko für mit dem Implantatverlust assoziierte Periimplantitiden beschrieben [RICHTER und SPIEKERMANN 1996].

Augmentationsparameter

Auf den Implantaterfolg nimmt die Knochenmorphologie einen großen Einfluss [NEUKAM und ESSER 2000]. Von Bedeutung für die Primärstabilität und die langfristige Erfolgsquote sind die Dicke der Kompakta sowie die Dichte der Spongiosa (Knochenqualität) [LEKHOLM und ZARB 1985]. Dabei unterscheidet sich der ortsständige Knochen von augmentierten bzw. transplantierten Knochen in der Knochenstruktur. Auch der Kieferknochen ist nicht homogen strukturiert. Der Einfluss der Kiefer auf das Implantatüberleben ist in der heutigen Literatur sehr differenziert untersucht [WILTFANG et al. 2001]. Dem Unterkiefer wird dabei ein besseres Implantatlager zugeschrieben und damit auch ein besseres Implantatüberleben [ADELL et al. 1990a, NAERT et al. 2002, SCHLIEPHAKE et al. 1997]. Dies gilt auch nach Kieferkammaugmentationen [EKERT et al. 1999, UMSTADT et al. 1999].

Das am häufigsten verwendete Beckenkammtransplantat hat sich mit Implantaterfolgsraten von zumeist über 70% je nach Verfahren und Indikation gut etabliert [ADELL et al. 1990b, NYSTROM et al. 1993, NEUKAM 1996, SCHLIEPHAKE et al. 1997, RAGHOEBAR et al. 2001, YERIT et al. 2004]. In einer prospektiven 3-Jahresstudie erhielten SJOSTROM et al. [2007] bei 192 Implantaten, die in freie Beckenkammtransplantate als Sinuslift oder Augmentationsosteoplastik inseriert wurden, eine Erfolgsrate von 90%.

Die Implantaterfolgsraten in freien mikrovaskulär anastomosierten Knochen werden ab ca. 93% angegeben, was zu einer hohen Akzeptanz dieses Verfahrens geführt hat [CORDARO et al. 2002, CHIAPASCO et al. 2006, KRAMER et al. 2005a].

Risikoparameter

Die Prognose osseointegrierter Implantate hängt auch vom allgemeinen Gesundheitszustand und Gewohnheiten des Patienten ab. So werden Einflüsse von Störungen des Knochenstoffwechsels, Diabetes mellitus, Strahlentherapie und Nikotinabusus für die Gesamtprognose der Implantate als potentielle Einflussfaktoren beschrieben [BLANCHAERT 1998].

Die negative Wirkung von Nikotinabusus ist für die periimplantären Hart- und Weichgewebe bekannt [AKEF et al. 1992]. Durch Wund- und Einheilungsstörungen traten bei Rauchern bereits in der Frühphase häufig Misserfolge auf [VOCKNER 2001, BAIN und MOY 1993, DE BRUYN und COLLAERT 1994, KELLER et al. 1999, CHAN et al. 1996, VAN STEENBERGHE et al. 2002]. Der Zusammenhang zwischen Nikotinkonsum und Frühverlusten konnte hier nicht gezeigt werden. In der Untersuchung von CHUANG et al. [2005] mit der Frailty-Methode war der Nikotinkonsum ein signifikanter Risikofaktor.

Das Vorliegen einer Osteoporose soll mit einer geringeren Implantatprognose verbunden sein. Vergleichsuntersuchungen zum Langzeiterfolg von Implantaten zeigten für osteoporotische Patienten erhöhte Verlustraten [BECKER et al. 2000, BLOMQVIST et al. 1996, AUGUST et al. 2001]. Hingegen lieferte eine Studie von FRIBERG et al. [2001] Implantaterfolgsraten von 97% für 16 untersuchte osteoporotische Patientinnen. Obwohl die Osteoporose mit dem Alter und nach den Wechseljahren zunimmt, konnten DAO et al. [1993] zeigen, dass die Implantatverlustrate nicht mit dem Alter und Geschlecht in Beziehung steht. Dass die Osteoporose einen möglichen Einfluss auf den Implantaterfolg hat, kann diese Arbeit nur tendenziell nachweisen. Auffallend waren die vielen Implantatverluste bei postmenopausalen

Frauen. Ob eine verminderte Knochendichte bei allen postmenopausalen Patientinnen vorlag, kann nicht mit Sicherheit beantwortet werden, da im Studienprotkoll der postmenopausale Status ausschließlich durch die Altersgrenze von ≥50 Jahren definiert wurde.

Auch NITSCHKE und DE BAAT [2002] fanden bei einem Vergleich unterschiedlicher Implantat-Studien an älteren Menschen heraus, dass Risikofaktoren wie Periimplantitis oder Osteoporose nicht zwingend ein Grund für einen Implantatmisserfolg sein müssen. Es wird davon ausgegangen, dass das Vorhandensein eines einzelnen Risikofaktors die Langzeitprognose nur selten negativ beeinflussen kann, aber die Kumulation multipler Faktoren bedeutsamer erscheint. Sie kann dazu führen, dass ein in seiner individuellen Schwankungsbreite schwer einschätzbarer Schwellenwert überschritten wird und die reparativen Fähigkeiten des periimplantären Lagergewebes nicht mehr ausreichen, um die Belastungen zu kompensieren [BEHNEKE und BEHNEKE 2000].

Klinische Parameter
Von großer Bedeutung für den Erfolg einer Implantation ist der Zustand des Implantatlagerknochens, der nur in Zusammenschau klinischer und röntgenologischer Parameter beurteilt werden kann [DEPPE et al. 2004].
Durch die pathogenen Keime der Mundflora und Plaque an den Implantaten kann sich die periimplantäre Mukosa entzünden. Entlang des periimplantären Sulkus wird die Entzündung nach apikal fortgeleitet und betrifft so auch den Alveolarknochen [DONATH et al. 1990, GÜNAY 2001, LINDHE und BERGLUNDH 1999]. Durch das Fehlen des Desmodontes kann eine direkte bakterielle Schädigung erfolgen und eine Osteolyse wesentlich rascher voranschreiten [KREKELER 1994]. Die unterschiedliche Taschenbildung am Zahn und am Implantat könnte eine Erklärung für den raschen Implantatverlust bei einer marginalen Entzündung sein [DONATH et al. 1990]. Brånemark-Implantate wiesen bei gesunden Patienten 11 Monate nach Prothetikeingliederung eine mittlere Taschensondierungstiefe von 3,2 mm auf [GÜNAY et al. 1989]. Ähnliche Ergebnisse zeigte auch diese Arbeit.

Das unterschiedliche Studiendesign und die unterschiedliche statistische Auswertung der verschiedenen Untersuchungen erschweren die Vergleichbarkeit. Des Öfteren wird die eigentliche statistische Methode nicht oder nur unzureichend beschrieben, so dass letztlich nicht klar wird, welche Implantatdaten einbezogen wurden und ob diese unabhängig waren. Hier fehlt derzeit eine übergeordnete Systematik.

Statistische Methoden

Bis heute wird zur Berechnung des Implantaterfolges bzw. seiner Risikofaktoren meist die Input-Output-Rate benutzt oder die Annahme der Unabhängigkeit der Daten innerhalb eines Patienten für die statistischen Berechnungen nach Kaplan-Meier oder Cox wird festgelegt.

Beim Vergleich der Methoden zu den Überlebenszeiten konnte gezeigt werden, dass das Überleben entweder als zu kurz oder zu lang beschrieben wird. Die Input-Output-Rate überschätzt die Erfolgsraten, da Langzeitmisserfolge von den anfänglichen Erfolgen kaschiert werden [ECKERT und WOLLAN 1998]. Sie ist demnach nur eine Momentaufnahme.

Mit der statistisch korrekteren Methode (Verweildaueranalyse nach Kaplan-Meier mit einem Implantat pro Patient) entsprechend den Erfolgskriterien der DGZMK unter Berücksichtigung der Abhängigkeit der Daten erhält man wenig aussagekräftige Ergebnisse. Die Anzahl der einbezogenen Implantate wird drastisch reduziert. Bei bewusster Auswahl des Implantates kann es zu einer erheblichen Verzerrung der Verweilwahrscheinlichkeiten kommen. Wird der Schwerpunkt auf den Implantatverlust gelegt und das zuerst verloren gegangene Implantat zur Analyse ausgewählt, führt dies zu einer Unterschätzung der Verweildauer. Die Auswahl eines zufälligen Implantats pro Patient kann dazu führen, dass Implantatverluste übersehen werden. Der Eintritt eines einzelnen Implantatverlustes oder Implantaterfolges fällt dabei stärker ins Gewicht. Daher führt diese Auswahl zu sehr starken Schwankungen in der Kaplan-Meier-Verweildaueranalyse und wurde aus diesem Grund nicht durchgeführt. Es lassen sich hierbei keine sinnvollen klinischen Ergebnisse ableiten, was auch darauf zurückzuführen ist, dass sich der große Datenverlust nachteilig auswirkt. Dies fällt insbesondere bei dem Patientenkollektiv dieser Arbeit stark ins Gewicht, da bei komplexen kaufunktionellen Rehabilitationen, in Kombination mit Knochentransplantaten, häufig mehr als ein Implantat innerhalb eines Patienten zur prothetischen Versorgung zum Einsatz herangezogen werden.

Die Auswirkungen der unterschiedlichen Implantatauswahl bzw. Methodenauswahl bei der Kaplan-Meier-Analyse auf die Verweilwahrscheinlichkeit bestätigen auch CHUANG et al. [2001]. Sie verglichen drei unterschiedliche Berechnungen mit der Kaplan-Meier-Analyse: ein zufälliges Implantat pro Patient, alle Implantate pro Patient (Abhängigkeit ignoriert), alle Implantate pro Patient (Abhängigkeit gewährleistet durch Clusterbildung). Sie fanden heraus, dass, je geringer die Verweilwahrscheinlichkeit wird, die Bedeutung der Methode zunimmt. Bei hohen Überlebenswahrscheinlichkeiten zeigten alle drei Methoden fast dasselbe Ergebnis.

Da zurzeit keine Software für die Berechnung einer Kaplan-Meier-Analyse bei abhängigen Lebensdauern verfügbar ist, wurde die Kaplan-Meier-Analyse nicht für abhängige Beobachtungen korrigiert. Aufgrund des klinischen Interesses sollte dennoch nicht auf die Kaplan-Meier-Analyse verzichtet werden. Sie bietet die Möglichkeit, den Zeitraum bis zum Implantatverlust für eine oder mehrere Gruppen graphisch darzustellen. Deswegen wurden unter Vernachlässigung der Abhängigkeit alle Implantate in die Berechnung mit einbezogen. Es lassen sich jedoch Einflussgrößen aufzeigen, die eher mit Implantatverlusten korrelieren. Die Ableitung von signifikanten Einflüssen ist jedoch statistisch nicht korrekt.

Der Vergleich der Cox-Regressionsanalysen, berechnet nach drei verschiedenen Methoden, konnte zeigen, dass die sogenannte Frailty hoch signifikant ist (Methode 3), d.h. die Daten eines Patienten zweifelsfrei als abhängig anzusehen sind. Dieser Aspekt darf nicht vernachlässigt werden.
Dass die Implantate innerhalb eines Patienten einen nicht zu vernachlässigenden Cluster bilden, konnten schon CHUANG et al. [2005] beweisen. Ihr Vergleich zweier Cox-Analysen (Methode 2 und 3) ergab ebenfalls eine signifikante Frailty. Ähnlich dieser Arbeit zeigten sie bei den als signifikant berechneten Einflussgrößen auf, dass Methode 2 viel mehr Signifikanzen ergibt als die Frailty-Methode. Beide Methoden wiesen sowohl übereinstimmend signifikante Variablen auf als auch von Methode 2 nicht erkannte signifikante Variablen.
Die Abhängigkeit zwischen den Verweildauern der Implantate eines Patienten ergibt sich beispielsweise aus dem identischen genetischen und ökologischen Umfeld der Implantate. Auch der Kiefer, die Knochenqualität oder die prothetische Versorgung sind hier als Einflussfaktoren anzusehen, da sie für alle Implantate im Patienten gemeinsam vorhanden sind und im Allgemeinen nicht alle in einem Cox-Modell erfasst werden können.
Der Frailty-Term lässt alle Untersuchungseinheiten pro Patient zu, da er die Abhängigkeiten berücksichtigt. Dieser Aspekt wurde von NAERT et al. [2002] in seiner statistischen Auswertung im Zusammenhang mit Implantaten aufgegriffen. Er konnte bei seiner Untersuchung zur Langzeitprognose von implantatgetragenen Rekonstruktionen bei teilbezahnten Patienten auf diese Weise alle Implantate in die Untersuchung mit einbeziehen und korrekte Aussagen zu den Einflussfaktoren auf das Implantatüberleben beschreiben.

Die Cox-Regressionsanalysen mit nur einem Implantat pro Patient (Methode 1) bzw. mit allen Implantaten pro Patient (Methode 2) führen zu falschen Ergebnissen.

Methode 1 detektiert nur zufällig signifikante Einflussgrößen. Sie führt zwar prinzipiell zu richtigen Schätzern des Risikos, ist jedoch durch das Weglassen von vielen Beobachtungen ineffizient. Hier unterliegen alle Studien einem großen Datenverlust. Gerade bei umfangreichen Rehabilitationen im Zusammenhang mit Knochenaugmentationen ist dieses Vorgehen unbefriedigend. Auch der Aspekt, dass einige Patienten viele Risikofaktoren akkumulieren und so zu gehäuften Implantatverlusten neigen, wird so ungenügend gewichtet. Die Variabilität der ursprünglichen Daten wird durch Methode 1 überschätzt. Es besteht die Gefahr, dass signifikante Ereignisse übersehen oder als falsch signifikant klassifiziert werden. Die Anzahl der signifikanten Ereignisse nimmt mit kleinerem Stichprobenumfang ebenfalls ab. Wird diese zufällige Auswahl öfter wiederholt und ein Mittelwert gebildet, kann auch Methode 1 im Mittel zu einer genauen Näherung führen. Der Mittelwert des geschätzten Risikos (exp (B)) ist nahezu gleich mit dem Schätzer der Methode 3 (siehe Ergebnisse Tabelle 6). Allerdings wird (hier am Beispiel der Länge) übereinstimmend mit Methode 3 nur eine von 10 Analysen signifikant. Wegen der starken Variation der Ergebnisse der zufällig ausgewählten Implantate sind mit dieser Methode keine zuverlässigen Ergebnisse zu erwarten.

Dieser Methodenvergleich stellt eindrücklich dar, dass nur die Frailty-Methode genaue Aussagen zu den Einflussgrößen und deren Signifikanz machen kann. Bis jetzt ist es aber nicht gelungen, Frailty-Modelle als Routineprozedur in die statistischen Rechenprogramme einzubeziehen bzw. diese so anwenderfreundlich zu gestalten, so dass Methode 1 bzw. Methode 2 als Näherung meist akzeptiert werden.

5.2 Methodenkritik

Dentale Implantate wurden schon vor dem Jahr 1992 inseriert. Die Untersuchung schließt lediglich einen Zeitraum von 10 Jahren ein (1992 bis 2002). Die Patienten wurden anhand des Implantatregisters und der Operationsprotokolle herausgesucht, so dass von einer Berücksichtigung aller in diesen 10 Jahren konsekutiv augmentierten und implantierten Patienten ausgegangen werden kann.

Da jedoch nicht alle Patienten regelmäßig zu der routinemäßigen Nachuntersuchung erschienen, ergibt sich eine Heterogenität der erhobenen Daten (insbesondere bei den klinischen Parametern). Die unterschiedlichen Zeitpunkte der Nachkontrolle bezogen auf den

Implantationszeitpunkt führten dazu, dass die klinischen Befunde nur eine Momentaufnahme darstellen.

Insgesamt bildet das Patientenkollektiv einen guten Querschnitt durch ein typisches Patientenkollektiv für Implantatversorgungen im Zusammenhang mit Knochentransplantaten. Es ist sowohl seitens des Geschlechtes relativ ausgewogen, als auch seitens der Häufigkeiten für Indikation, Restbezahnung und prothetische Versorgung.

Um die Diversität des Patientenkollektivs zu begrenzen, wurden nur Implantate vom Typ „Brånemark" berücksichtigt, die Patienten mit anderen Implantaten wurden von der Studie ausgeschlossen. Die Brånemark-Implantate machten zu diesem Zeitpunkt die größte Gruppe der inserierten Implantate in Kombination mit Knochentransplantationen aus. Die kürzeren Liegezeiten des Implantattyps (Mark III und Mark IV) bzw. der rauen Oberfläche, sind durch den späteren Zeitpunkt der Einführung seitens des Herstellers zu erklären.

Unterschiedliche Operateure führten ebenfalls zu einer Inhomogenität bei der Rekrutierung der Daten. Dies zeigt sich insbesondere bei der „subjektiven" Beurteilung der Knochenqualität und Knochenquantität in den Operationsprotokollen.

Die röntgenologische Auswertung wurde aufgrund der unterschiedlichen Anzahl von Röntgenbildern post implantationem und von aktuellen Bildern erschwert. Die Röntgenbilder gingen nach unterschiedlichen Zeitspannen in die Auswertung ein. Da Zahnfilme schärfer abbilden als Panoramaaufnahmen, konnte der Knochenabbau auf diesen Bildern genauer bestimmt werden.

Der unterschiedliche Atrophiegrad der Patienten bzw. die Indikation sorgte für unterschiedliche Transplantat- und Augmentationsarten. Um die statistische Auswertung vornehmen zu können, mussten übergeordnete Gruppen der einzelnen Variablen gebildet werden. Minderheiten konnten so nicht berücksichtigt werden.

6 ZUSAMMENFASSUNG

Ziel der Untersuchung war eine kritische Beurteilung des Langzeiterfolges von dentalen Implantaten in autogenen Knochentransplantaten anhand unterschiedlicher klinischer und statistischer Methoden.

Hierzu wurden die Daten von 176 konsekutiven Patienten (101 Frauen und 75 Männer) ausgewertet, die im Zeitraum 1992 bis 2002 eine Kieferkammaugmentation und anschließend

Implantate erhielten. Die Patienten waren zwischen 17 und 88 Jahren, im Durchschnitt 50,33 Jahre alt.

Von den insgesamt 1022 Implantaten wurden 205 (=19,6%) Implantate als Implantatverlust gewertet. Die mittlere Überlebenszeit betrug 1780 Tage (4,9 Jahre) bei einem Minimum von 51 Tagen und Maximum 4500 Tagen (12,5 Jahre).

Als signifikante Einflussgrößen für einen Implantaterfolg konnten mit der Frailty-Methode identifiziert werden:
- Das Geschlecht (Frauen ca. 3fach höheres Verlustrisiko)
- Die Indikation (LKG-Patienten ca. 7fach höheres Verlustrisiko als Patienten mit Zahnverlust infolge von Karies/Parodontitis)
- Die Restbezahnung (Freiendsituationen 91% geringeres Verlustrisiko als zahnlose Patienten)
- Die prothetische Versorgung (herausnehmbarer Zahnersatz 90% geringeres Verlustrisiko)
- Die Implantatlänge (pro 1mm Länge ein um 13% niedrigeres Verlustrisiko)
- Der Implantattyp (Mark III 94% niedrigeres Verlustrisiko als Mark II)
- Der Kiefer (Unterkiefer 67% geringeres Verlustrisiko)
- Die Knochenqualität D4 (70% geringeres Verlustrisiko als D1).

Beim Vergleich der statistischen Methoden konnte nachgewiesen werden, dass der Implantaterfolg korrekt mittels der Cox-Regressionsanalyse mit der Frailty-Methode beschrieben werden kann, da die Daten eines Patienten Abhängigkeiten aufweisen. Die intraindividuellen Wechselwirkungen innerhalb des Patienten dürfen nicht vernachlässigt werden. Die sogenannte Frailty war jedes Mal hoch signifikant.

Zum gegenwärtigen Zeitpunkt ist es jedoch noch nicht gelungen, Frailty-Modelle als Routineprozedur in die statistischen Rechenprogramme zu integrieren, so dass die herkömmliche Anwendung der Cox-Regressionsanalyse und der Kaplan-Meier-Analyse als Näherung akzeptiert wird.

7 LITERATURVERZEICHNIS

Adell R, Lekholm U, Rockler B, Branemark PI (1981): A 15-year study of osseointegrated implants in the treatment of the edentulous jaw. Int J Oral Surg 10, 387-416

Adell R, Eriksson B, Lekholm U, Branemark PI, Jemt T (1990a): Long-term follow-up study of osseointegrated implants in the treatment of totally edentulous jaws. Int J Oral Maxillofac Implants 5, 347-359

Adell R, Lekholm U, Grondahl K, Branemark PI, Lindstrom J, Jacobsson M (1990b): Reconstruction of severely resorbed edentulous maxillae using osseointegrated fixtures in immediate autogenous bone grafts. Int J Oral Maxillofac Implants 5, 233-246

Akef J, Weine FS, Weissman DP (1992): The role of smoking in the progression of periodontal disease: a literature review. Compendium 13, 526, 528-531

Albrektsson T: Healing of bone grafts. In vivo studies of tissue reactions at autografting of bone in the rabbit tibea. Med. Diss. Göteborg 1979

Albrektsson T, Zarb G, Worthington P, Eriksson AR (1986): The long-term efficacy of currently used dental implants: a review and proposed criteria of success. Int J Oral Maxillofac Implants 1, 11-25

Alsaadi G, Quirynen M, Komarek A, van Steenberghe D (2008): Impact of local and systemic factors on the incidence of late oral implant loss. Clin Oral Implants Res 19, 670-676

Arvidson K, Bystedt H, Frykholm A, von Konow L, Lothigius E (1998): Five-year prospective follow-up report of the Astra Tech Dental Implant System in the treatment of edentulous mandibles. Clin Oral Implants Res 9, 225-234

Astrand P, Ahlqvist J, Gunne J, Nilson H (2008): Implant treatment of patients with edentulous jaws: a 20-year follow-up. Clin Implant Dent Relat Res 10, 207-217

August M, Chung K, Chang Y, Glowacki J (2001): Influence of estrogen status on endosseous implant osseointegration. J Oral Maxillofac Surg 59, 1285-1291

Bain CA, Moy PK (1993): The association between the failure of dental implants and cigarette smoking. Int J Oral Maxillofac Implants 8, 609-615

Baxter JC, Fattore L (1993): Osteoporosis and osseointegration of implants. J Prosthodont 2, 120-125

Becker W, Hujoel PP, Becker BE, Willingham H (2000): Osteoporosis and implant failure: an exploratory case-control study. J Periodontol 71, 625-631

Behneke A, Behneke N (2000): Ätiologische Faktoren für pathologische Veränderungen periimplantärer Gewebe. Z Zahnärztl Impl 16, 197-206

Blanchaert RH (1998): Implants in the medically challenged patient. Dent Clin North Am 42, 35-45

Blomqvist JE, Alberius P, Isaksson S, Linde A, Hansson BG (1996): Factors in implant integration failure after bone grafting: an osteometric and endocrinologic matched analysis. Int J Oral Maxillofac Surg 25, 63-68

Branemark PI (1990): Osseointegrationsmethode zur Rehabilitation im Mund-, Kiefer- und Gesichtsbereich. Phillip J 7, 275-279

Buch RS, Weibrich G, Wagner W (2003): Erfolgskriterien in der Implantologie. Mund Kiefer Gesichtschir 7, 42-46

Buser D, Weber HP, Lang NP (1990): Tissue integration of non-submerged implants. 1-year results of a prospective study with 100 ITI hollow-cylinder and hollow-screw implants. Clin Oral Implants Res 1, 33-40

Buser D, Nydegger T, Hirt HP, Cochran DL, Nolte LP (1998): Removal torque values of titanium implants in the maxilla of miniature pigs. Int J Oral Maxillofac Implants 13, 611-619

Chan MF, Howell RA, Cawood JI (1996): Prosthetic rehabilitation of the atrophic maxilla using pre-implant surgery and endosseous implants. Br Dent J 181, 51-58

Chiapasco M, Biglioli F, Autelitano L, Romeo E, Brusati R (2006): Clinical outcome of dental implants placed in fibula-free flaps used for the reconstruction of maxillo-mandibular defects following ablation for tumors or osteoradionecrosis. Clin Oral Implants Res 17, 220-228

Chiapasco M, Zaniboni M, Rimondini L (2007): Autogenous onlay bone grafts vs. alveolar distraction osteogenesis for the correction of vertically deficient edentulous ridges: a 2-4-year prospective study on humans. Clin Oral Implants Res 18, 432-440

Chuang SK, Cai T (2006): Predicting clustered dental implant survival using frailty methods. J Dent Res 85, 1147-1151

Chuang SK, Tian L, Wei LJ, Dodson TB (2001): Kaplan-Meier analysis of dental implant survival: a strategy for estimating survival with clustered observations. J Dent Res 80, 2016-2020

Chuang SK, Tian L, Wei LJ, Dodson TB (2002): Predicting dental implant survival by use of the marginal approach of the semi-parametric survival methods for clustered observations. J Dent Res 81, 851-855

Chuang SK, Cai T, Douglass CW, Wei LJ, Dodson TB (2005): Frailty approach for the analysis of clustered failure time observations in dental research. J Dent Res 84, 54-58

Cordaro L, Amade DS, Cordaro M (2002): Clinical results of alveolar ridge augmentation with mandibular block bone grafts in partially edentulous patients prior to implant placement. Clin Oral Implants Res 13, 103-111

Cordeiro PG, Disa JJ, Hidalgo DA, Hu QY (1999): Reconstruction of the mandible with osseous free flaps: a 10-year experience with 150 consecutive patients. Plast Reconstr Surg 104, 1314-1320

Cox DR (1972): Regression models and life-tabels (with discussion). J R Statist Soc Series B 34, 187-220 d'Hoedt B: Prognose und Zukunftsperspektiven; in: Implantologie, hrsg. v. Koeck B, Wagner, W; Urban&Schwarzenberg, München-Wien-Baltimore 1996, 331

Dao TT, Anderson JD, Zarb GA (1993): Is osteoporosis a risk factor for osseointegration of dental implants? Int J Oral Maxillofac Implants 8, 137-144

Davis W, Rydevik B, Lundborg G, Danielsen N, Hausamen J-E, Neukam F: Mobilisation of the inferior alveolar nerve to allow placement of osseointegratable fixtures; in: Advanced osseointegration surgery: applications in the maxillofacial region; hrsg. v. Worthington P BP-I; Quintessenz Verlag, Chicago 1999, 129-144

De Bruyn H, Collaert B (1994): The effect of smoking on early implant failure. Clin Oral Implants Res 5, 260-264

De Bruyn H, Kisch J, Collaert B, Linden U, Nilner K, Dvarsater L (2001): Fixed mandibular restorations on three early-loaded regular platform Branemark implants. Clin Implant Dent Relat Res 3, 176-184

Deppe H, Wagenpfeil S, Donath K (2004): Comparative value of attachment measurements in implant dentistry. Int J Oral Maxillofac Implants 19, 208-215

Donath K, Riediger D, Ehrenfeld M (1990): Morphologische Aspekte zur enossalen Einheilung Tübinger Implantate im vaskularisierten Beckenspan. Fortschr Kiefer Gesichtschir 35, 82-85

Duchateau L, Janssen P: The Frailty Model. (Statistics for Biology and Health.) 1. Auflage; Springer, New York 2008

Eckert SE, Wollan PC (1998): Retrospective review of 1170 endosseous implants placed in partially edentulous jaws. J Prosthet Dent 79, 415-421

Ekert O, Kunkel M, Wegener J, Wagner W (1999): Der Oberkiefer - Das schlechtere Implantatlager? Mund Kiefer Gesichtschir 3 43-47

Friberg B, Ekestubbe A, Mellstrom D, Sennerby L (2001): Branemark implants and osteoporosis: a clinical exploratory study. Clin Implant Dent Relat Res 3, 50-56

Gbara A, Darwich K, Li L, Schmelzle R, Blake F (2007): Long-term results of jaw reconstruction with microsurgical fibula grafts and dental implants. J Oral Maxillofac Surg 65, 1005-1009

Glauser R, Ree A, Lundgren A, Gottlow J, Hammerle CH, Scharer P (2001): Immediate occlusal loading of Branemark implants applied in various jawbone regions: a prospective, 1-year clinical study. Clin Implant Dent Relat Res 3, 204-213

Glauser R, Lundgren AK, Gottlow J, Sennerby L, Portmann M, Ruhstaller P, Hammerle CH (2003): Immediate occlusal loading of Branemark TiUnite implants placed predominantly in soft bone: 1-year results of a prospective clinical study. Clin Implant Dent Relat Res 5 Suppl 1, 47-56

Glauser R, Zembic A, Ruhstaller P, Windisch S (2007): Five-year results of implants with an oxidized surface placed predominantly in soft quality bone and subjected to immediate occlusal loading. J Prosthet Dent 97, 59-68

Gonzalez-Garcia R, Naval-Gias L, Munoz-Guerra MF, Sastre-Perez J, Rodriguez-Campo FJ, Gil-Diez-Usandizaga JL (2005): Preprosthetic and implantological surgery in patients with severe maxillary atrophy. Med Oral Patol Oral Cir Bucal 10, 343-354

Gruber H, Solar P, Ulm C: Anatomische und atrophiebedingte Veränderungen der Kieferknochen; in: Enossale Implantate in der oralen Chriurgie; hrsg. v. Watzek G; Quintessenz Verlag, Berlin-Chicago-London-Moskau-Sao Paulo- Tokio 1993, 29-60

Günay H (2001): Ätiologie periimplantärer Infektionen. Implantologie 9, 241-263

Günay H, Blunek U, Neukam FW, Scheller H (1989): Periiimplantäre Befunde bei Brånemark-Implantaten - Eine klinische Nachuntersuchung. Z Zahnärztl Impl 5, 162-167

Hancox NM (1947): The survival of transplanted embryo bone grafted to chorioallantoic membrane, and subsequent osteogenesis. J Physiol (Lond) 279

Hausamen JE, Neukam FW (1992): Transplantation von Knochen. Eur Arch Otorhinolaryngol Suppl 1, 163-177

Hougaard P: Analysis of multivariate survival data. Springer, New York 2000

Huynh-Ba G, Friedberg JR, Vogiatzi D, Ioannidou E (2008): Implant failure predictors in the posterior maxilla: a retrospective study of 273 consecutive implants. J Periodontol 79, 2256-2261

Iizuka T, Hafliger J, Seto I, Rahal A, Mericske-Stern R, Smolka K (2005): Oral rehabilitation after mandibular reconstruction using an osteocutaneous fibula free flap with endosseous implants. Factors affecting the functional outcome in patients with oral cancer. Clin Oral Implants Res 16, 69-79

Jahn M, d'Hoedt B (1992): Zur Definition des Erfolges bei dentalen Implantaten. Z Zahnärztl Impl 8, 221

Jemt T, Johansson J (2006): Implant treatment in the edentulous maxillae: a 15-year follow-up study on 76 consecutive patients provided with fixed prostheses. Clin Implant Dent Relat Res 8, 61-69

Kaplan EL, Meier P (1958): Nonparametric estimation from incomplete observations. J Am Stat Assoc 53, 457

Keller EE (1995): Reconstruction of the severely atrophic edentulous mandible with endosseous implants: a 10-year longitudinal study. J Oral Maxillofac Surg 53, 305-320

Keller EE, Tolman DE, Eckert SE (1999): Maxillary antral-nasal inlay autogenous bone graft reconstruction of compromised maxilla: a 12-year retrospective study. Int J Oral Maxillofac Implants 14, 707-721

Kerschbaum T (1986): Dokumentation und statistische Auswertung von enossalen Implantaten. ZWR 95, 1150-1153, 1156-1157

Kerschbaum T, Haastert B (1995): Statistische Verweildaueranalysen in der Implantologie. Implantologie 2, 101

LITERATURVERZEICHNIS

Khoury F (1999): Augmentation of the sinus floor with mandibular bone block and simultaneous implantation: a 6-year clinical investigation. Int J Oral Maxillofac Implants 14, 557-564

Kovacs A (1998): Enossale Implantatversorgung von Tumorpatienten mit dem Bone-Lock-System. Eine 5-Jahres-Studie. Mund Kiefer Gesichtschir 2, 20-25

Kovacs AF (2000): Clinical analysis of implant losses in oral tumor and defect patients. Clin Oral Implants Res 11, 494-504

Kramer FJ, Schliephake H, Wichmann M (1999): Enossale Implantate zur kaufunktionellen Rehabilitation des extrem atrophierten zahnlosen Oberkiefers. Mund Kiefer Gesichtschir 3 S19-23

Kramer FJ, Dempf R, Bremer B (2005a): Efficacy of dental implants placed into fibula-free flaps for orofacial reconstruction. Clin Oral Implants Res 16, 80-88

Kramer FJ, Baethge C, Swennen G, Bremer B, Schwestka-Polly R, Dempf R (2005b): Dental implants in patients with orofacial clefts: a long-term follow-up study. Int J Oral Maxillofac Surg 34, 715-721

Krekeler G: Periimplantäre Probleme; in: Orale Implantologie - Allgemeine Grundlagen und ITI-System, hrsg. v. Schroeder A, Sutter F, Buser D, Krekeler G; Thieme, Stuttgart-New York 1994,

Kunkel M, Wahlmann U, Reichert TE, Wegener J, Wagner W (2005): Reconstruction of mandibular defects following tumor ablation by vertical distraction osteogenesis using intraosseous distraction devices. Clin Oral Implants Res 16, 89-97

Laverick S, Summerwill A, Cawood JI (2008): Ten years of experience with the anterior maxillary and mandibular osteoplasty (class IV ridges): a retrospective analysis of implant survival rates. Int J Oral Maxillofac Surg 37, 415-418

Lekholm U, Zarb GA: Patientenselektion und Aufklärung der Patienten; in: Gewebeintegrierter Zahnersatz; hrsg. v. Brånemark P-I, Zarb, GA, Albrektsson, T; Quintessenz Verlag, Berlin-Chicago-London-Rio de Janeiro-Tokio 1985, 195-205

Lekholm U, Wannfors K, Isaksson S, Adielsson B (1999): Oral implants in combination with bone grafts. A 3-year retrospective multicenter study using the Branemark implant system. Int J Oral Maxillofac Surg 28, 181-187

Levin L, Nitzan D, Schwartz-Arad D (2007): Success of dental implants placed in intraoral block bone grafts. J Periodontol 78, 18-21

Lin DY (1994): Cox regression analysis of multivariate failure time data: the marginal approach. Stat Med 13, 2233-2247

Lindenmuller IH, Lambrecht JT (2006): Sinusbodenelevation und Implantation-eine retrospektive Untersuchung. Schweiz Monatsschr Zahnmed 116, 142-149

Lindhe J, Berglundh T: Die periimplantäre Mukosa; in: Klinische Parodontologie und Implantologie, hrsg. v. Lindhe J; Quintessenz, Berlin-Chicago-London-Paris-Tokio-Barcelona 1999

Lindquist LW, Carlsson GE, Jemt T (1996): A prospective 15-year follow-up study of mandibular fixed prostheses supported by osseointegrated implants. Clinical results and marginal bone loss. Clin Oral Implants Res 7, 329-336

Maurer PSJ (2004): Intraorale Spenderareale in der zahnärztlichen Chirurgie. Quintessenz 12, 1-7

Meijndert L, Raghoebar GM, Meijer HJ, Vissink A (2008): Clinical and radiographic characteristics of single-tooth replacements preceded by local ridge augmentation: a prospective randomized clinical trial. Clin Oral Implants Res 19, 1295-1303

Merten HA, Gruber RM, Nitsch A, Ludwig A, Schliephake H (2003): Evaluation oralchirurgischer Augmentationsmaterialien - Ein tierexperimentell-histomorphologischer Vergleich. Implantologie 11, 815-236

Misch CM, Misch CE, Resnik RR, Ismail YH (1992): Reconstruction of maxillary alveolar defects with mandibular symphysis grafts for dental implants: a preliminary procedural report. Int J Oral Maxillofac Implants 7, 360-366

Mittelmeier H, Katthagen BD, Mittelmeier W: Knochenregeneration mit autologen und homologem Transplantat im Tierexperiment; in: Das Transplantat in der plastischen Chirurgie; hrsg. v. Kastenbauer E, Wilmes, E, Mees, K; Sasse, Rotenburg-Wümme 1987, 16

Mombelli A, Lang NP (1998): The diagnosis and treatment of peri-implantitis. Periodontol 2000 17, 63-76

Naert I, Quirynen M, van Steenberghe D, Darius P (1992): A six-year prosthodontic study of 509 consecutively inserted implants for the treatment of partial edentulism. J Prosthet Dent 67, 236-245

Naert I, Koutsikakis G, Duyck J, Quirynen M, Jacobs R, van Steenberghe D (2002): Biologic outcome of implant-supported restorations in the treatment of partial edentulism. part I: a longitudinal clinical evaluation. Clin Oral Implants Res 13, 381-389

Neukam FW (1996): Klinische Erfahrungen zur Versorgung des atrophischen Oberkiefers in Kombination mit Knochentransplantaten und Implantaten. DZZ 51, 10-16

Neukam FW, Buser D: Implantate bei unzureichendem Knochenangebot; in: Praxis der Zahnheilkunde: Implantologie, Band 13; hrsg. v. Koeck B, Wagner, W.; Urban & Schwarzenberg Verlag, München-Wien-Baltimore 1996, 184-194

Neukam FW, Esser E (2000): Implantologie. Mund Kiefer Gesichtschir 4, 249-256

Neukam FW, Hausamen JE, Scheller H, Schmelzeisen R: Die extreme Atrophie des Unterkiefers - eine Indikation zur Implantatversorgung; in: Der zahnlose Unterkiefer. Seine chriurgisch-prothetische Rehablitation; hrsg. v. Watzek G, Matejka, M.; Springer, Wien 1988, 371

Neukam FW, Schmelzeisen R, Reilmann L, Karcher H, Bothe K, Scheller H (1990): Plastisch-rekonstruktive Massnahmen mit freien mikrovaskularen Knochentransplantaten in Kombination mit Implantaten. Fortschr Kiefer Gesichtschir 35, 79-82

Neukam FW, Bothe KJ, Schliephake H (1993): Osteoplastische Rekonstruktion in Kombination mit Implantaten im extrem atrophischem Unterkiefer. Dtsch Zahnärztl Z 48, 808

Nitschke I, de Baat C (2002): Zum Erfolg der oralen Implantologie bei Senioren. Z Zahnärztl Impl 18, 206-210

Nystrom E, Kahnberg KE, Gunne J (1993): Bone grafts and Branemark implants in the treatment of the severely resorbed maxilla: a 2-year longitudinal study. Int J Oral Maxillofac Implants 8, 45-53

Raghoebar GM, Timmenga NM, Reintsema H, Stegenga B, Vissink A (2001): Maxillary bone grafting for insertion of endosseous implants: results after 12-124 months. Clin Oral Implants Res 12, 279-286

Reinert S, Konig S, Eufinger H, Bremerich A (1999): Verlaufskontrollen der dreidimensionalen osteoplastischen Rekonstruktion des extrem atrophierten Oberkiefers in Kombination mit Implantaten. Mund Kiefer Gesichtschir 3, 30-34

Richter E-J, Spiekermann H: Prothetische Versorgung; in: Praxis der Zahnheilkunde: Implantologie, Band 13; hrsg. v. Koeck B, Wagner W; Urban&Schwarzenberg, München-Wien-Baltimore 1996, 243-253

Schliephake H, Neukam FW (2000): Lebenserwartung von Implantaten und Implantatlager. Gemeinsame Stellungnahme der DGZMK und der DGI. Dtsch Zahnärztl Z 55, 587-588

Schliephake H, Neukam FW, Scheller H, Bothe KJ (1994): Local rigde augmentation using bone grafts and osseontegrated implants in the rehabilitation of partial endentulism. Int J Oral Maxillofac Implants 9, 557-563

Schliephake H, Neukam FW, Wichmann M (1997): Survival analysis of endosseous implants in bone grafts used for the treatment of severe alveolar ridge atrophy. J Oral Maxillofac Surg 55, 1227-1234

Schliephake H, Neukam FW, Schmelzeisen R, Wichmann M (1999a): Long-term results of endosteal implants used for restoration of oral function after oncologic surgery. Int J Oral Maxillofac Surg 28, 260-265

Schliephake H, Schmelzeisen R, Husstedt H, Schmidt-Wondera LU (1999b): Comparison of the late results of mandibular reconstruction using nonvascularized or vascularized grafts and dental implants. J Oral Maxillofac Surg 57, 944-951

Schliephake H, Schmelzeisen R, Neukam FW, Schierle HP, Scheller H (1999c): Wiederherstellung der Kaufunktion bei Tumorpatienten durch enossale Implantate. 10-Jahres-Analyse. Mund Kiefer Gesichtschir 3, 106-109

Schnitmann PA, Schulman LB (1978): Dental implants. Benefit and risk. Proceedings of an NIH Harvard Consensus Development Conference 1978, National Institute of Health an Human Services Bethesda

Simion M, Fontana F (2004): Autogenous and xenogeneic bone grafts for the bone regeneration. A literature review. Minerva Stomatol 53, 191-206

Sjostrom M, Sennerby L, Nilson H, Lundgren S (2007): Reconstruction of the atrophic edentulous maxilla with free iliac crest grafts and implants: a 3-year report of a prospective clinical study. Clin Implant Dent Relat Res 9, 46-59

Snauwaert K, Duyck J, van Steenberghe D, Quirynen M, Naert I (2000): Time dependent failure rate and marginal bone loss of implant supported prostheses: a 15-year follow-up study. Clin Oral Investig 4, 13-20

Umstadt HE, Vollinger J, Muller HH, Austermann KH (1999): Implantate in avaskularen Beckenknochentransplantaten. Prospektive Studie uber 176 Implantate. Mund Kiefer Gesichtschir 3 93-98

van Steenberghe D, Lekholm U, Bolender C, Folmer T, Henry P, Herrmann I, Higuchi K, Laney W, Linden U, Astrand P (1990): Applicability of osseointegrated oral implants in the rehabilitation of partial edentulism: a prospective multicenter study on 558 fixtures. Int J Oral Maxillofac Implants 5, 272-281

van Steenberghe D, Naert I, Bossuyt M, De Mars G, Calberson L, Ghyselen J, Branemark PI (1997): The rehabilitation of the severely resorbed maxilla by simultaneous placement of autogenous bone grafts and implants: a 10-year evaluation. Clin Oral Investig 1, 102-108

van Steenberghe D, Jacobs R, Desnyder M, Maffei G, Quirynen M (2002): The relative impact of local and endogenous patient-related factors on implant failure up to the abutment stage. Clin Oral Implants Res 13, 617-622

Vockner H (2001): Periimplantitis auch durch Implantate - Entzündliche Veränderungen im Weichgewebe mit Knochendestruktion. Zahnarzt 5, 10

Wei LJ, Lin DY, Weissfeld L (1989): Regression analysis of multivariate incomplete failure time data by modeling marginal distributions. J Am Stat Assoc 84, 1065-1073

Wiltfang J, Schultze-Mosgau S, Schlegel KA (2001): Einfluss von Implantatbett und Implantatlager auf die Osseointegration. Zahnärztl Mitt 23, 44

Wiltfang J, Schultze-Mosgau S, Nkenke E, Thorwarth M, Neukam FW, Schlegel KA (2005): Onlay augmentation versus sinuslift procedure in the treatment of the severely resorbed maxilla: a 5-year comparative longitudinal study. Int J Oral Maxillofac Surg 34, 885-889

Woo VV, Chuang SK, Daher S, Muftu A, Dodson TB (2004): Dentoalveolar reconstructive procedures as a risk factor for implant failure. J Oral Maxillofac Surg 62, 773-780

Wu YQ, Huang W, Zhang ZY, Zhang ZY, Zhang CP, Sun J (2008): Clinical outcome of dental implants placed in fibula-free flaps for orofacial reconstruction. Chin Med J (Engl) 121, 1861-1865

Yerit KC, Posch M, Hainich S, Turhani D, Klug C, Wanschitz F, Wagner A, Watzinger F, Ewers R (2004): Long-term implant survival in the grafted maxilla: results of a 12-year retrospective study. Clin Oral Implants Res 15, 693-699

Zerbo IR, de Lange GL, Joldersma M, Bronckers AL, Burger EH (2003): Fate of monocortical bone blocks grafted in the human maxilla: a histological and histomorphometric study. Clin Oral Implants Res 14, 759-766

DANKSAGUNGEN

Mein besonderer Dank gilt Herrn Prof. Dr. Dr. F.J. Kramer für die Überlassung des Dissertationsthemas, die wertvollen Anregungen bei der Planung und die wissenschaftliche Betreuung der Arbeit.

Herrn Dr. A. Wienke (Universität Halle) danke ich für die Hilfe, die Betreuung und die geduldige Diskussionsbereitschaft bei der Durchführung der statistischen Berechnungen nach dem „Frailty-Modell".

Mein Dank geht auch an Herrn Dr. B. Vaske (Medizinische Hochschule Hannover) für die Betreuung und kritische Durchsicht der umfangreichen statistischen Berechnungen.

Ebenfalls danken möchte ich Herrn Prof. Dr. Dr. H. Schliephake für die vertrauensvolle Förderung der Arbeit.

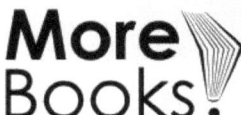 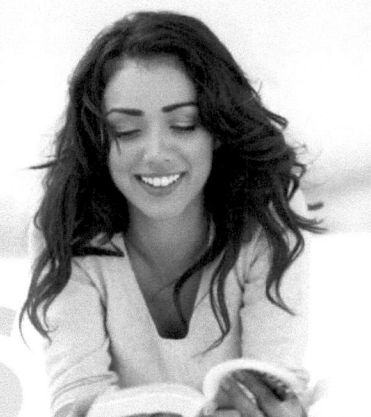

I want morebooks!

Buy your books fast and straightforward online - at one of world's fastest growing online book stores! Environmentally sound due to Print-on-Demand technologies.

Buy your books online at
www.morebooks.shop

Kaufen Sie Ihre Bücher schnell und unkompliziert online – auf einer der am schnellsten wachsenden Buchhandelsplattformen weltweit! Dank Print-On-Demand umwelt- und ressourcenschonend produziert.

Bücher schneller online kaufen
www.morebooks.shop

KS OmniScriptum Publishing
Brivibas gatve 197
LV-1039 Riga, Latvia
Telefax +371 686 204 55

info@omniscriptum.com
www.omniscriptum.com

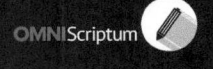

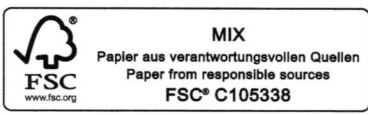

Printed by Books on Demand GmbH, Norderstedt / Germany